"十四五"国家重点出版物出版规划项目
国家临床医学研究协同创新战略联盟权威推荐
健康中国·疾病管理丛书

妊娠期糖尿病
管理手册

主编 刘俊涛 马良坤

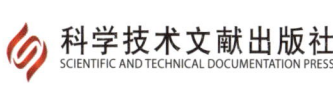

·北京·

图书在版编目（CIP）数据

妊娠期糖尿病管理手册 / 刘俊涛，马良坤主编.
北京：科学技术文献出版社，2025. 3. -- ISBN 978-7
-5235-1608-9

Ⅰ. R714.256-62

中国国家版本馆 CIP 数据核字第 2024S0E210 号

妊娠期糖尿病管理手册

策划编辑：蔡　霞　邓晓旭　责任编辑：蔡　霞　责任校对：张　微　责任出版：张志平

出　版　者	科学技术文献出版社
地　　　址	北京市复兴路15号　邮编 100038
编　务　部	（010）58882938，58882087（传真）
发　行　部	（010）58882868，58882870（传真）
邮　购　部	（010）58882873
官 方 网 址	www.stdp.com.cn
发　行　者	科学技术文献出版社发行　全国各地新华书店经销
印　刷　者	中煤（北京）印务有限公司
版　　　次	2025年3月第1版　2025年3月第1次印刷
开　　　本	710×1000　1/16
字　　　数	205千
印　　　张	19
书　　　号	ISBN 978-7-5235-1608-9
定　　　价	69.80元

版权所有　违法必究

购买本社图书，凡字迹不清、缺页、倒页、脱页者，本社发行部负责调换

健康中国·疾病管理丛书
编委会

名誉主编

　　赵玉沛

编　　委（按姓氏笔画排序）

　　马　丁　马长生　马良坤　王　刚　王小平　王拥军
　　王明贵　申昆玲　宁　光　乔　杰　刘志红　刘俊涛
　　杜奕奇　李　蓉　李兆申　李凌江　杨　帆　吴开春
　　佟仲生　张冬莹　张伟丽　张陈平　张澍田　陆　林
　　陈　旭　陈　彪　陈吉华　陈香美　范　利　林　红
　　周后德　周学东　周智广　郑劲平　赵继宗　郝希山
　　胡文杰　侯凡凡　施　红　奚　桓　高树庚　唐北沙
　　曹　丰　曹　彬　梁　敏　董建增　董碧蓉　蔡　军
　　樊代明

编委会办公室

　　主　　任　张澍田
　　副 主 任　尤　红　孔媛媛
　　秘　　书　刘　茉　焦　月　王　沛

《妊娠期糖尿病管理手册》
编委会

主 编
　　刘俊涛　马良坤

副主编（按姓氏笔画排序）
　　甘　娟　平　凡　何书励

编　者（按姓氏笔画排序）
　　王　方　王　彦　王　晨　王艳琴　朱健伶　朱彩蝶
　　任姗姗　刘燕萍　李惠珍　邹雨霞　张素菡　范金凤
　　罗顺彩　金　璇　钟婷婷　段艳平　宣　磊　贺　媛
　　徐忠慧　梁嘉文　彭　萍　詹雪薇　窦　攀

健康中国·疾病管理丛书
总序

　　健康是促进人的全面发展的必然要求，是人生命之所系，是全体人民的最大财富。一人健康是立身之本，人民健康是立国之基，对中国极具现实和长远意义。习近平总书记在全国卫生与健康大会上强调，没有全民健康，就没有全面小康，要把人民健康放在优先发展战略地位，努力全方位全周期保障人民健康。为积极应对当前突出健康问题，采取有效干预措施，进一步提高人民健康水平，中共中央、国务院印发了《"健康中国2030"规划纲要》，从"五位一体"总体布局和"四个全面"战略布局出发，对当前和今后一个时期更好保障人民健康做出了制度性安排。党的二十大再次强调推进健康中国建设，明确指出人民健康是民族昌盛和国家强盛的重要标志，把保障人民健康放在优先发展的战略位置。

　　习近平总书记在科学家座谈会上将"面向人民生命健康"列为科技工作的"四个面向"之一，为我国医学科技工作提供了根本遵循。历史和现实都充分证明，卫生健康事业发展必须依靠科技创新的引领和推动，保障人类健康离不开科学发展和技术创新。在中国科学院第十九次院士大会、中国工程院第十四次院士大会上，习近平总书记提出，中国要强盛、要复兴，就一定要大力发展科学技术，努力成为世界主要科学中心和创新高地。党的十八大以来，为推动医药卫生科技事业发展，我国着力完善国家创新体系，国家临床医学研究中心作为国家级科技创新基地形成系统布局，在集聚医学创新资源、优化组织模式等方面发挥了积极作用，是卫生与健康领域贯彻落实全国科技创新大会精神的重要举措，整体推进了我国医学科技发展、加快了医学科技成果临床转化和普及推广。

科技创新是科学普及的源头所在，科学普及是科技创新成果的最广泛转化，开展科普可极大推动科研的进步与创新。习近平总书记强调，"科技创新、科学普及是实现创新发展的两翼，要把科学普及放在与科技创新同等重要的位置"。健康中国战略提出，科学普及健康知识，提高全民健康素养水平，是提高居民自我健康管理能力和健康水平最根本、最经济、最有效的措施之一。

为进一步加强健康科普内容的开发与传播力度，提升民众健康素养，促进科技创新，由科技部、国家卫生健康委、中央军委后勤保障部和国家药监局等部门牵头，国家临床医学研究协同创新战略联盟秘书长单位（首都医科大学附属北京友谊医院）组织，联合各国家临床医学研究中心编写"健康中国·疾病管理"丛书。

丛书充分发挥各国家临床医学研究中心的特色及学科优势，由多名院士、院长及知名专家领衔编写，聚焦人民群众常见的健康及疾病问题，以常见病种为单位，独立成册。每本书深入浅出地从预防、诊断、治疗、康复和问答等5个方面介绍了疾病相关知识，使读者可以充分了解疾病，建立科学健康观念，做到疾病的早预防、早发现、早诊断、早治疗，改善疾病预后，延长健康寿命年，更好地享受健康幸福生活。丛书注重科学性、实用性及原创性，力争成为国家临床医学研究中心彰显前沿、科学、权威形象的重要窗口以及公众获取健康科普知识的有效渠道。

未来，各国家临床医学研究中心将不断编写分册，纳入更多疾病种类，使更多读者受益。希望相关机构可以紧追信息化时代潮流，利用移动端、电视、广播、互联网等平台，广泛促进"健康中国·疾病管理"丛书在学校、社区及农村的传播，多层次、多渠道地惠及广大公众，帮助其树立科学、先进的健康理念，掌握科学的健康方法和知识，推动健康科普知识的全民普及，共享科技发展成果。

丛书凝聚了各国家临床医学研究中心、各位专家学者和科技工作者的智慧、经验和汗水，借此机会向你们致以衷心的感谢和诚挚的敬意！站在中国发展进程的关键时期，我们迎来"十四五"规划的新征程。

"十四五"是我国开启全面建设社会主义现代化国家新征程的第一个五年，更是推动我国科技创新及卫生健康事业高质量发展的重要历史机遇期。希望医学科普工作立足前沿，坚持发展创新，为推动健康中国建设、实现中华民族伟大复兴的中国梦贡献更大的力量！

科技部社会发展科技司

2023 年 2 月

健康中国·疾病管理丛书
推荐序

2021年3月，习近平总书记在福建省三明市调研时指出，健康是幸福生活最重要的指标，健康是1，其他是后面的0，没有1，再多的0也没有意义。"健康是1"彰显了中国共产党始终不变的"为中国人民谋幸福，为中华民族谋复兴"的初心使命，饱含着以习近平同志为核心的党中央"始终把人民生命安全和身体健康放在第一位"的深沉真挚的人民情怀。

为进一步科学普及健康知识，提高全民健康素养水平，由科技部、国家卫生健康委、中央军委后勤保障部和国家药监局等部门牵头，国家临床医学研究协同创新战略联盟秘书长单位（首都医科大学附属北京友谊医院）组织，联合各国家临床医学研究中心编写"健康中国·疾病管理"丛书。

丛书由各领域知名专家领衔编写，聚焦人民群众常见的健康问题，根据常见病种分类独立成册，充分发挥各国家临床医学研究中心的特色及学科优势，从预防、诊断、治疗、康复和问答等5个方面介绍疾病相关知识，使读者可以充分了解疾病，树立健康观念，做到早预防、早发现、早诊断、早治疗，为改善疾病预后、延长健康寿命年提供了重要参考。

丛书凝聚了各国家临床医学研究中心及各位专家学者的智慧、经验和汗水，在此向你们致以衷心的感谢和崇高的敬意！站在"两个一百年"的历史交汇点上，相信医学科技工作者能够立足前沿，坚持发展创新，为推动健康中国建设、实现中华民族伟大复兴的中国梦贡献智慧和力量！

中华医学会会长
中国科学院院士
中国医学科学院北京协和医院名誉院长

2023 年 2 月

前　言

"医生，我都不怎么喜欢吃甜食，为什么会血糖高？""医生，我每天都喝汤，为什么胎儿还偏小？""医生，血糖高会不会导致流产？"，门诊接诊过程中经常会遇到一双双饱含期盼而又充满焦虑之情的眼睛。育龄妇女营养健康知识知晓率偏低，高糖负荷饮食、进食规律性差、在外就餐为主、缺乏锻炼等不健康生活方式比较普遍，由此引起的孕期营养代谢性疾病等问题日益突出。令人既为其错过了有效治疗时机感到惋惜，又为其缺乏预防保健常识而感到痛惜。

妊娠期糖尿病（gestational diabetes mellitus，GDM）由于其不断上升的发病率及不可忽视的近远期母胎危害，成为产科最受关注的妊娠期并发症之一。我国三孩政策实施后，高龄产妇比例明显上升，目前国内妊娠期糖尿病发生率一直在15%～20%，且近年来有明显增高趋势。妊娠期糖尿病患者糖代谢状态多数于产后能够恢复正常，但将来患2型糖尿病的概率增加。

这本《妊娠期糖尿病管理手册》正是为了解决上述问题。让医务人员通过阅读学习提高GDM的规范诊疗与管理能力；让正常孕妇了解GDM的防治知识，及时做筛查；让GDM孕妇学习科学的自我管理。

全书由产科、妇科、营养科、内分泌科、心理睡眠科、中医科、运动医学科、超声医学科、护理科、儿科等多学科团队医务人员共同撰写。

多学科团队撰写保证了内容的全面、翔实、客观。各科室分别从各自涉及的妊娠期糖尿病的相关内容进行阐述,科学性与实用性并重。

产科——GDM 的定义、危害、筛查、诊断,孕前血糖、孕期血糖、产后的目标、孕期母儿监测、何时催产、分娩期的注意事项、常见的合并症及并发症、母乳喂养、哪些情况需要看多学科会诊(multidisciplinary team,MDT)门诊等。

妇科——有妊娠期糖尿病病史或糖尿病女性的孕前避孕方法的选择、妊娠期糖尿病产后避孕建议等。

营养科——医学营养治疗的目的、方法、原则、应用,主食及加餐的选择、分析饮食日记等。

内分泌科——孕前糖尿病的筛查、孕前糖尿病的处理、胰岛素的应用、关于二甲双胍的应用、动态血糖仪等。

心理睡眠科——针对妊娠期糖尿病孕妇的心理健康和面对疾病的心理调整、失眠孕妇调整睡眠的方法等。

中医科——对妊娠期糖尿病的孕产期不适的中医药膳养护。

运动医学科——科学安全有效的运动。

超声医学科——胎儿超声表现、羊水过多、羊水过少、胎儿与孕周的相关性。

护理科——如何进行血糖监测、翻转课堂式的健康教育。

儿科——新生儿低血糖的危害及检查、治疗,后代的代谢综合征的预防。

除临床科室相关内容外，从康复预防的角度，本书还设置了相关健康管理、移动医疗参与疾病管理的内容。详细介绍健康管理师如何辅助进行健康管理，如何利用互联网工具、人工智能进行疾病管理等。

本书结合疾病三级预防的理念，提出妊娠期糖尿病的"三早"预防策略：目标人群早宣教、高危人群早指导、高糖人群早管理。推出了北京协和医院MDT门诊、妊娠期糖尿病翻转课堂新型健康教育模式、互联网时代妊娠期糖尿病的移动医疗管理等新型管理模式。从妊娠期糖尿病孕妇日常生活中常见的57个问题入手，提供解决方案。我们还增加了"糖妈妈说——控糖故事""产检知多少""孕妇一日膳食举例"等非常实用的内容。同时，本书附赠由北京体育大学运动训练学专业老师倾情编制的涵盖从备孕、孕期到产后的全孕程运动方案视频，扫描本书后勒口处二维码即可观看具体内容。

经过近一年的撰写、编审、反复修改等，这本手册终于和大家见面了。要感谢所有作者、编审人员、编辑设计人员、策划宣传人员等全体参与者。

感谢所有参与本书撰写的作者。你们在繁忙的临床工作之余，牺牲了大量的休息时间，认真查找文献，撰写书稿内容。在反复沟通、修改完善的烦琐过程中，依然保持着极大的热情和积极的行动力，让我们感动又钦佩。

感谢参与编审的各学科同仁。你们在审核书稿过程中提出了宝贵的意见，使得本书在内容上不断完善，在学术上更加严谨。

衷心希望这本手册能成为临床医务人员可借鉴的实用工具书，成为广大妊娠期糖尿病孕妇可实践的自我管理指南。

祝所有的孕妈妈都能战胜 GDM，安全度过孕期，孕育健康的宝贝。

刘俊涛　马良坤

中国医学科学院北京协和医院

2021 年 10 月 20 日

目 录 CONTENTS

第一章　预防篇 001

一、目标人群早宣教 005
　　认识妊娠期糖尿病 005
　　体重知多少，健康有奥妙 008
　　营养安排好，远离血糖高 013
　　运动身体健，高糖说再见 017
　　睡眠心态也重要，帮助血糖控制好 021
　　肠道菌群调节好，促进母婴更健康 022

二、高危人群早指导 024
　　营养风险筛查 024
　　高危人群早识别 028
　　高危人群个性化指导 029

三、高糖人群早管理 031
　　孕前糖尿病人群的管理 031
　　妊娠期糖尿病患者的管理 039

第二章　诊断篇 041

一、关于妊娠期糖尿病 042
　　什么是妊娠期糖尿病 042
　　妊娠期糖尿病的诊断 042

二、关于糖尿病合并妊娠 045
　　什么是糖尿病合并妊娠 045

糖尿病合并妊娠的诊断 045

三、妊娠期糖尿病与糖尿病合并妊娠的相同点与不同点 049

　　相同点 049
　　不同点 049

四、妊娠高血糖分级 050

第三章　治疗篇 053

一、控糖治疗千万条，医学营养第一条 054

　　量入而出，会吃会长 054
　　科学搭配，健康加倍 055
　　餐次安排好，血糖控制佳 057
　　合理补充，简单轻松 064
　　添加剂，需谨慎，烟酒咖啡莫沾身 066
　　食品安全，我第一 068
　　管理完备，事半功倍 072

二、"糖妈妈"动动更健康 074

　　运动禁忌早筛查 074
　　身体能力先预估 075
　　分阶运动更细致 076
　　孕期运动有目标 079
　　运动效果自评估 081
　　牢记细节更安全 081

三、心态更积极，控糖更有效 082

　　定期做量表，情况发现早 083
　　发现抑郁不要慌，积极干预有办法 085

四、药物治疗——控糖的最后一道防线 090

　　胰岛素治疗 090

口服降糖药..095
　　阿司匹林的应用..096

五、妊娠不适莫烦恼，中医药膳轻松调................................097
　　妊娠期糖尿病的常见中医辨证分型及中医药膳养护..................098
　　针对相关病证的膳食调理......................................101

六、妊娠期监测——控糖，但不仅仅是控糖............................111
　　自我管理——学做"控糖小能手"................................111
　　医学监测——让控糖更有效....................................119

七、分娩时机及方式——科学备产，期待新生命........................141
　　分娩时机..141
　　分娩方式..142

八、特殊期控糖，处理需谨慎..143
　　分娩期及围手术期胰岛素的使用原则............................143
　　妊娠合并酮症酸中毒的处理....................................144
　　产后处理..147

九、互联网时代妊娠期糖尿病新型管理模式............................152
　　走进神秘的妊娠期糖尿病翻转课堂..............................152
　　多学科门诊——为糖妈妈保驾护航..............................155
　　移动医疗——控糖管理好帮手..................................157
　　综合解决方案——孕期营养综合监测系统........................163

第四章　康复篇..165

一、母乳喂养促控糖，生活干预护健康................................166
　　母乳喂养好，血糖不易高......................................167
　　营养巧搭配，母婴都受惠......................................168
　　产后动起来，身体恢复快......................................170
　　体重管理好，高糖风险少......................................176

远离二手烟，健康乐开颜 177

二、产后随访不可少，母婴安康最重要 178

　　产后血糖降，胰岛素减量 178
　　避孕有方法，怀孕要计划 178
　　复查糖耐量，掌握新状况 180
　　糖耐量异常，分类管理棒 180
　　血糖定期查，可防不可怕 181
　　孕前血糖高，筛查才知道 182
　　身心双评估，产后全康复 183
　　儿童常保健，预防更关键 184

第五章　问答篇 185

1. 需要从孕前就开始预防妊娠期糖尿病吗？ 186
2. 第一胎患过妊娠期糖尿病，第二胎还会患妊娠期糖尿病吗？ 186
3. 没有超重，孕前也要营养咨询吗？ 186
4. 姐姐怀孕有妊娠期糖尿病，妹妹怀孕后会不会也血糖高呢？ 187
5. 素食者是否更利于预防妊娠期糖尿病？ 187
6. 双胎孕妇要如何预防妊娠期糖尿病？ 188
7. 平时上班比较忙，要如何预防妊娠期糖尿病？ 188
8. 孕期体重没超标，是不是能敞开吃了？ 189
9. 唐筛和糖筛是一回事吗？ 190
10. 以前一直都是低血糖，突然查到糖尿病，是怎么回事？ 191
11. 做糖耐量筛查之前需要节食或者清淡饮食吗？ 191
12. 做糖耐量筛查的时候，喝完葡萄糖水后能运动吗？ ... 192
13. 做糖耐量筛查时，葡萄糖水能不能分几次慢慢喝？ ... 192
14. 24～28周没有做过糖耐量筛查，之后还需要做吗？ ... 192
15. 为什么同一时间，不同手指测得的血糖值不一样？ ... 193
16. 测血糖扎哪个手指比较好？ 193
17. 扎手指的血量会不会影响测血糖的值？ 194
18. 上网查的血糖异常标准，和医生说的孕妇的标准怎么不一样呢？ 194

19. 餐后 1 小时、餐后 2 小时血糖是从什么时候开始算起? 194
20. 糖耐量筛查异常，是不是前段时间水果吃多了，可不可以
　　再复查 1 次? 195
21. 妊娠期糖尿病血糖控制好就行了吗? 195
22. 孕 24 周糖耐量筛查没有问题，是不是就可以随便吃? 195
23. 饮食能否起到预防和治疗妊娠期糖尿病的作用? 196
24. 妊娠期糖尿病的主食应该吃多少? 197
25. 妊娠期糖尿病的主食应该如何选择? 197
26. 妊娠期糖尿病患者营养需求方面有什么特殊? 198
27. 血糖高，最近监测血糖一直正常，之后还要继续监测吗? 198
28. 血糖高，是不是少吃点主食就可以了? 198
29. 孕足月快分娩了是不是就不用控制饮食了? 199
30. 每次产检来医院检查血糖都是正常，还需要在家监测血糖吗? 199
31. 孕期血糖高，总是控制不好怎么办? 200
32. 睡眠不好会影响血糖吗? 200
33. 使用胰岛素会不会有什么不良反应? 200
34. 除了胰岛素，妊娠期糖尿病孕妇有什么口服药可以选择吗? 201
35. 孕期血糖高是不是吃糖吃多了引起的? 是不是不吃甜食就可以了? 201
36. 上班族孕妇该如何控糖呢? 202
37. 血糖高的孕妇喝什么汤比较好? 202
38. 血糖高的孕妇，肚子不饿可以不吃吗? 202
39. 吃杂粮会导致营养不良吗? 203
40. 控糖能吃水果吗，如何选择? 203
41. 吃杂粮容易腹胀怎么办? 203
42. 血糖高的孕妇，可以喝骨头汤吗? 204
43. 食用杂粮饭之后感觉便秘加重了怎么办? 204
44. 血糖高，可以把杂粮打成糊来吃吗? 204
45. 血糖高的孕妇，可以喝什么奶呢? 205
46. 配方营养粉对妊娠期糖尿病孕妇有什么益处? 206
47. 妊娠期糖尿病孕妇能吃零食吗? 206
48. 血糖高的孕妇，适合的运动方式有哪些? 207
49. 血糖高的孕妇，一般步行多长时间合适? 207

50. 血糖高，但是 B 超提示胎儿偏小，怎么办？ 207
51. 妊娠期糖尿病，会不会导致一辈子都血糖高呢？ 208
52. 妊娠期糖尿病的孕妇能不能顺产？ 208
53. 妊娠期糖尿病的产妇可以母乳喂养吗？ 209
54. 妊娠期糖尿病产妇生完孩子是否可以恢复"正常饮食"了？ 209
55. 妊娠期糖尿病患者产后还要吃杂粮饭吗？ 210
56. 妊娠期糖尿病患者产后可以吃蔬菜水果吗？ 210
57. 产后吃燕麦类食物会回奶吗？ 210

附 录 211

糖妈妈说——控糖故事 212
产检知多少 245
孕期常见 B 超检查 246
孕妇一日膳食举例（2019 千卡） 247
食物估量示例 249
膳食日记 252
如何在超市挑选适宜食物 254
北京协和医院妊娠期糖尿病代谢异常膳食医嘱 255
北京协和医院食物交换表 258
女性（18～49 岁）膳食营养素参考摄入量 261
膳食营养成分知多少 265
不同能量糖尿病饮食内容及营养成分 271
平衡膳食模式中各类食物提供的营养素 274
食物血糖生成指数表 277

第一章

预防篇

怀孕就该吃双份饭吗？

怀孕就该多躺勿动吗？

怀孕就该大补特补吗？

"不管了，反正怀孕就要多吃再多吃，宝宝长得好，到时生个大胖宝宝全家都欢喜。"

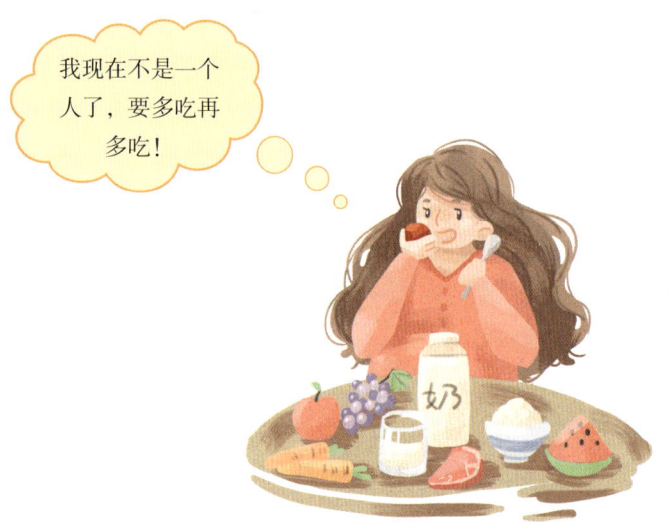

您有没有想过，这样吃是对的吗？

您有没有听说过妊娠期糖尿病？

实际上，我国妊娠期糖尿病的发病率一直在15%～20%，且近年来有明显增高趋势。妊娠期糖尿病对母儿的危害不容小觑，不仅会增加孕妇的妊娠风险，而且对宝宝近期及远期都会造成不良影响（如畸形等）。

妈妈的身体状况就是宝宝生长发育的基石。著名的都哈（DOHaD）理论（即"健康与疾病的发育起源"学说），认为除了遗传和环境因素，如果生命早期（包括胎儿和婴儿期）经历不利的因素（如营养或环境不良

第一章 预防篇

等），将会增加其成年后罹患肥胖、糖尿病、心血管疾病等慢性疾病的概率，这种影响甚至会持续好几代人。曾在宫内暴露于高血糖的新生儿，不仅其出生体重过重的风险增加，还可能继续发展为儿童期、成年期后肥胖，同时也面临更高的糖尿病风险。

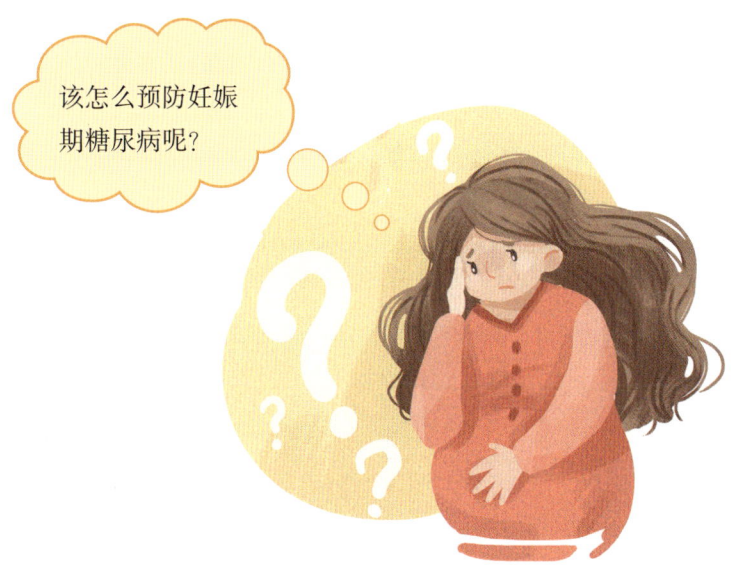

该怎么预防妊娠期糖尿病呢？

因此，每一位备孕中的女性和（或）已经怀孕的孕妇们，都应该关注自身的营养健康状态，预防妊娠期糖尿病的发生。那么如何预防呢？

首先我们来认识一下疾病的三级预防策略：一级预防，又称病因预防，即采取各种措施以控制或消除健康危险因素，并对人群进行卫生宣传教育，采取各种增进健康的措施；二级预防，又称临床前预防，即在疾病的临床前期做好早期发现、早期诊断和早期治疗，使疾病有可能及早治愈，不至于加重；三级预防，又称临床预防，即对患者采取积极的治疗，以防止疾病恶化，预防并发症，防止病残，促进康复，延长寿命。

我们结合疾病三级预防的理念，提出妊娠期糖尿病预防"三早"策略，并整理为妊娠期糖尿病"三早"预防策略流程（图1）。

一早：目标人群早宣教。为备孕期、孕早期的人群开展健康宣教及生活方式的指导，提高其对妊娠期糖尿病的认识，做好孕前孕期保健，从而降低疾病发生风险。

二早：高危人群早指导。通过高危因素筛查，发现妊娠期糖尿病高危人群，并对其进行个性化指导，从而预防疾病的发生。

三早："高糖"人群早管理。通过空腹血糖检查、糖耐量筛查等手段，尽早发现孕前糖尿病，及时诊断妊娠期糖尿病，做好妊娠期高血糖妇女的咨询、评估及管理，帮助"高糖"人群平稳控制血糖在满意范围，从而预防并发症的发生。

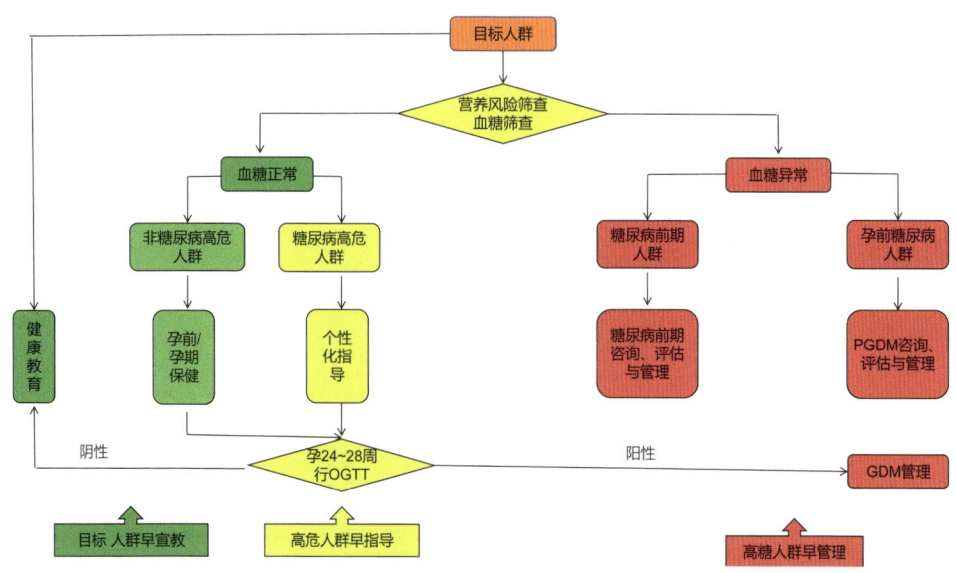

图1　妊娠期糖尿病预防"三早"策略流程

第一章 预防篇

一、目标人群早宣教

所有准备怀孕及孕早期的女性，可以通过婚前、孕前和孕期保健等途径，了解妊娠期糖尿病对母儿的危害及高危因素等相关知识，学会科学管理体重，改变不良生活方式，降低疾病风险。

认识妊娠期糖尿病

1. 妊娠期糖尿病的定义

妊娠期糖尿病（gestational diabetes mellitus，GDM）是指妊娠前糖代谢正常，妊娠期才出现的糖尿病。

2. 为什么怀孕容易患妊娠期糖尿病？

女性怀孕期间，胎儿需要从母体获得足够的营养来保证正常的生长发育，而这些营养主要来源于胎盘从母体获取葡萄糖，但胎盘分泌的多种激素会抵消胰岛素的作用，因此随着孕周增加，尤其是到孕中晚期，孕妇血液中胰岛素需求量愈来愈大。大多数孕妇都能分泌足够的胰岛素，以维持正常的糖代谢水平，只有5%～10%的孕妇无法分泌足够的胰岛素，因而发生妊娠期糖尿病（图2，红线部分）。待分娩完成，胎盘排出，造成孕妇血糖偏高的主要因素（胎盘）消失，胰岛素的分泌一般会自然恢复到怀孕前的状态，糖代谢又会恢复至孕前状态。

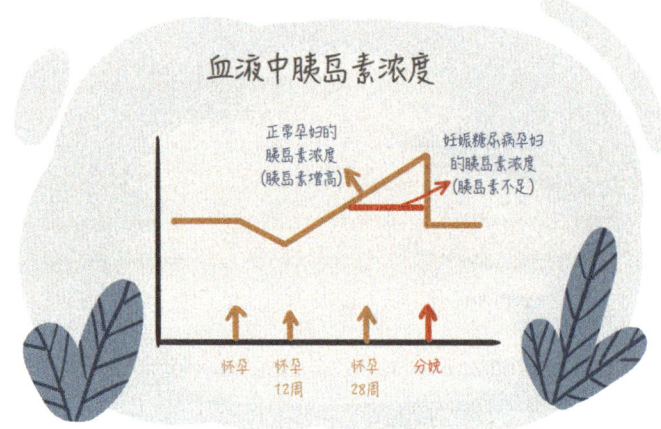

图 2　血液中胰岛素浓度

3. 妊娠期糖尿病对母儿的影响

妊娠期糖尿病对母胎的影响及影响程度取决于糖尿病病情及血糖控制水平。病情较重或血糖控制不良者,母儿受影响较大,母儿的近、远期并发症发生率增高。

（1）对孕妇的影响

① 胚胎发育异常甚至死亡,流产率达 15% ~ 30%
② 发生妊娠期高血压疾病概率增高
③ 感染是糖尿病主要的并发症
④ 羊水过多发生率较非糖尿病孕妇高 10 倍
⑤ 巨大儿发生率明显增高,使得难产、产道损伤、手术生产概率增高,产程延长易发生产后出血

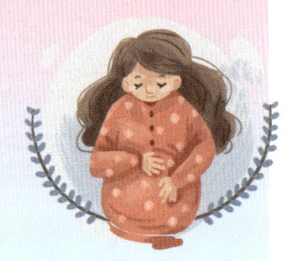

⑥ 1型糖尿病孕妇易发生糖尿病酮症酸中毒

⑦ 再次妊娠时复发妊娠期糖尿病的概率增加，为33%～69%

⑧ 未来发展为2型糖尿病的概率增加，为17%～63%

（2）对胎儿的影响

① 巨大胎儿发生率高达25%～42%

② 胎儿生长受限（FGR）发生率为21%

③ 易发生流产和早产，早产发生率为10%～25%

④ 胎儿窘迫和胎死宫内：可由孕中晚期发生的糖尿病酮症酸中毒所致

⑤ 胎儿畸形：PGDM可增加子代先天性畸形的风险，严重畸形发生率为正常妊娠的7～10倍，这主要与受孕后最初数周孕妇的高血糖水平密切相关

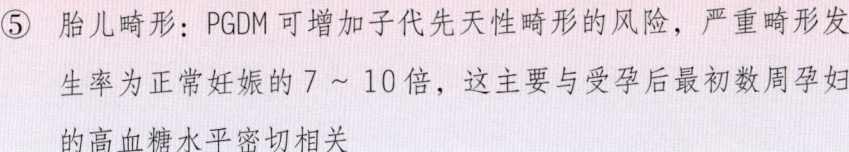

（3）对新生儿的影响

① 新生儿呼吸窘迫综合征发生率增高

② 新生儿脱离母体后，高胰岛素血症仍存在，易发生新生儿低血糖

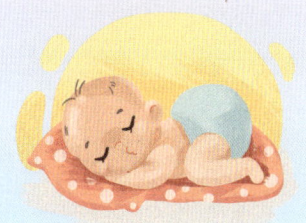

4. 妊娠期糖尿病的高危因素有哪些？

1）孕妇因素：年龄≥35岁，妊娠前超重（BMI≥25千克/米^2，冠心病史、糖耐量异常史、多囊卵巢综合征史、慢性高血压、高密度脂蛋白＜1毫摩尔/升和（或）三酰甘油＞2.8毫摩尔/升。

2）家族史：糖尿病家族史。

3）妊娠分娩史：多次妊娠史（妊娠次数≥2次）、不明原因的死胎、死产、流产史，巨大儿分娩史、胎儿畸形和羊水过多史、GDM史。

4）本次妊娠因素：早孕期空腹尿糖反复阳性、妊娠期发现胎儿大于孕周、羊水过多、妊娠期体重过度增长、妊娠期高血压疾病、反复外阴阴道假丝酵母菌病者。

体重知多少，健康有奥妙

从理论上讲，控制体重似乎是一件很简单的事情，如果以食物形式摄入的能量与身体所消耗的总能量相等，那么身体就能在一定范围内维持能量"收支"平衡，维持体重不变。一旦这个平衡被打破，体重就会增加或者减少。在控制饮食的前提下，一定强度的运动能够额外增加能量消耗，扩大热量缺口，这是运动减脂及减少体重的基本原理。有氧运动和抗阻训练相结合可以更高效地使总体重下降，身体脂肪和相对体脂量减少，瘦体重不变或者增加。

妊娠期减重不是明智的选择，因此，孕前超重或肥胖人群必须减少体脂，控制体重。一方面，大量研究及实践证明，妊娠期体重应该控制在合理的增长范围内；另一方面，饮食与运动是减重的关键因素，然而孕妇自身和胎儿都需要足够的营养，妊娠期饮食控制力度有限；同时妊娠期需要控制运动强度和量，运动消耗能量的效率也会下降，因此妊娠期减重很困难，也不明智，孕前就使自己保持合理的体重是备孕的首要条件之一。

第一章 预防篇

1. 体重与身体质量指数

体重是最易获得的反映人体生长与营养状况的指标，身体质量指数（body mass index，BMI）是目前国际上常用来衡量人体胖瘦程度的一个标准，其正常与否也跟人体健康状况息息相关。

BMI= 体重（kg）/ 身高^2（m^2），具体数值分类及诊断标准见表1。

表1 中国成人超重与肥胖程度界限值

BMI 分类	体重过低	正常范围	超重	肥胖
中国标准（参考）	< 18.5	18.5～23.9	24.0～27.9	≥ 28.0

2. 体重监测

体重监测方法

√ 备一个体重秤

√ 每周固定时间监测

√ 最好是晨尿后、空腹、衣着相似状态下的体重

√ 绘制体重增长图，观察每周增长的数值是否符合范围

√ 每2～3周计算平均周增长体重

（1）孕前肥胖人群的体重监测

孕前肥胖人群在控制体重期间需监测体重。

①监测早晚体重差值：早晨大小便后和晚上入睡分别监测体重记录

差值，结合运动能力，作为控制饮食是否安全的依据。差值不变，新陈代谢率稳定；差值增加，新陈代谢率上升。随着体重的下降，差值又会有逐渐减少的趋势。

②控制体重下降速度：每周体重下降范围在 0.45～0.9 千克，避免体重下降过快。

（2）孕期体重监测

研究表明，孕早、中期体重增长过多均会增加 GDM 患病风险，可能因为孕早、中期 BMI 增加过多易引起胰岛素抵抗从而导致 GDM。因此孕前 BMI 不同的人群，孕期增重的适宜范围是不一样的，详见妊娠期体重增长推荐范围值（表2），对应自己的孕前 BMI 值来监测孕期增重情况，以及每周增重情况。不主张在妊娠期减肥。

表2 妊娠期体重增长推荐范围值

孕前身体质量指数（千克每平方米）	妊娠期体重增长值（千克）	孕中晚期每周体重增长值（千克）		双胎总增重范围（千克）
		均数	范围	
低体重＜18.5	12.5～18.0	0.51	0.44～0.58	/
正常体重 18.5～24.9	11.5～16.0	0.42	0.35～0.50	16.7～24.3
超重 25.0～29.9	7.0～11.5	0.28	0.23～0.33	13.9～22.5
肥胖≥30	5～9	0.22	0.17～0.27	11.3～18.9

注：孕早期体重增长推荐为 0.5～2 千克。
参考来源：美国医学研究院（IOM）2009 年推荐的妊娠期增长适宜范围。

目前多数指南推荐采用美国医学研究院（IOM）的妊娠期体重增长推

荐值（表2）。我国学者已经制订妊娠期妇女体重增长范围和妊娠中晚期每周体重增长推荐值（表3）。针对我国人群特点，我国学者还制订了适合中国 GDM 妇女的单胎自然妊娠体重增长推荐值（表4）。

表3　妊娠期妇女体重增长范围和妊娠中晚期每周体重增长推荐值

妊娠前女性体质指数分类 （千克每平方米）	总增长范围 （千克）	孕早期增长 （千克）	孕中晚期增长速率 （千克/周）
低体重 （BMI < 18.5）	11.0 ~ 16.0	0 ~ 2.0	0.46（0.37 ~ 0.56）
正常体重 （18.5 ≤ BMI < 24.0）	8.0 ~ 14.0	0 ~ 2.0	0.37（0.26 ~ 0.48）
超重 （24.0 ≤ BMI < 28.0）	7.0 ~ 11.0	0 ~ 2.0	0.30（0.22 ~ 0.37）
肥胖 （BMI ≥ 28.0）	5.0 ~ 9.0	0 ~ 2.0	0.22（0.15 ~ 0.30）

资料来源：中国营养学会团体标准《中国妇女妊娠期体重监测与评价》（T/CNSS 009-2021）。

表3中中国妇女妊娠期体重监测与评价适用于对我国妇女单胎自然妊娠体重增长的评价，不适用于身高低于140厘米或妊娠前体重高于125千克的妇女。妊娠期合并症和并发症患者应结合临床意见进行个体化评价。妊娠早期指妊娠未达14周；妊娠中期指妊娠第 14 ~ 27^{+6} 周；妊娠晚期指妊娠第28周及其后。妊娠前体重指妊娠之前3个月内的平均体重。分娩前体重指分娩前1周内最后1次称量的体重。妊娠期体重总增长值是分娩前体重减去妊娠前体重所得的数值。妊娠早期体重增长值指妊娠13周末体重减去妊娠前体重所得数值。妊娠中期体重增长值指妊娠27周末体

重减去妊娠 13 周末体重所得数值。妊娠晚期体重增长值指分娩前体重减去妊娠 27 周末体重所得的数值。

表4 中国 GDM 妇女的单胎自然妊娠体重增长推荐

妊娠前体质指数分类（千克每平方米）	妊娠早期体重增长值范围（千克）	GDM 诊断前妊娠中期每周体重增长值及范围（千克/周）	GDM 诊断后妊娠中期和妊娠晚期每周体重增长值及范围（千克/周）
低体重（BMI＜18.5）	0～2.0	0.46（0.37～0.56）	0.46（0.37～0.56）
正常体重（18.5≤BMI＜24.0）	0～2.0	0.37（0.26～0.48）	0.37（0.26～0.48）
超重（24.0≤BMI＜28.0）	0～2.0	0.30（0.22～0.37）	0.26（0.19～0.32）
肥胖（BMI≥28.0）	0～2.0	0.22（0.15～0.30）	0.18（0.12～0.23）

资料来源：中华人民共和国卫生行业标准《妊娠期糖尿病妇女体重增长推荐值标准》（WS/T 828-2023）

体重监测，最好结合体成分分析，综合判断营养状况。体成分检测是从微观角度观察体重实际变化情况。通过体成分检测可以分析机体的细胞内液、细胞外液、蛋白质、无机盐、体脂肪占体重比例，进而综合判断营养状况。建议备孕期妇女进行体成分检测，对超重、肥胖妇女给予针对性减重指导及追踪。

第一章 预防篇

目前有研究显示孕早期体成分与孕中期妊娠期糖尿病的发病风险具有相关性。孕早期的脂肪体重指数（fat mass index，FMI）是妊娠期糖尿病的预测指标，也能够成为评估妊娠期糖尿病的干预手段疗效的指标之一，但还需要进一步扩大数据，开展研究，将来形成有价值的结论，指导其更广泛地应用。

营养安排好，远离血糖高

充足全面的营养可以预防多种疾病的发生，如肥胖症、糖尿病、缺铁性贫血等。对于备孕期及怀孕的女性，如何科学安排膳食来预防妊娠期糖尿病呢？

根据中国居民平衡膳食指南，将膳食分为五大类：谷薯类、蔬菜水果类、畜禽鱼蛋奶类、大豆坚果类、烹调油和盐。

备孕期强调适度补充叶酸及铁、碘均衡；建议每日摄入300～500克绿叶蔬菜，孕前3个月开始每日补充0.4毫克叶酸；每日吃鱼、禽畜瘦肉和蛋类130～180克，每周至少摄入1次动物血或肝脏替代瘦肉；每日摄入碘盐5g，每周摄入海带、紫菜等富碘食品（图3）。

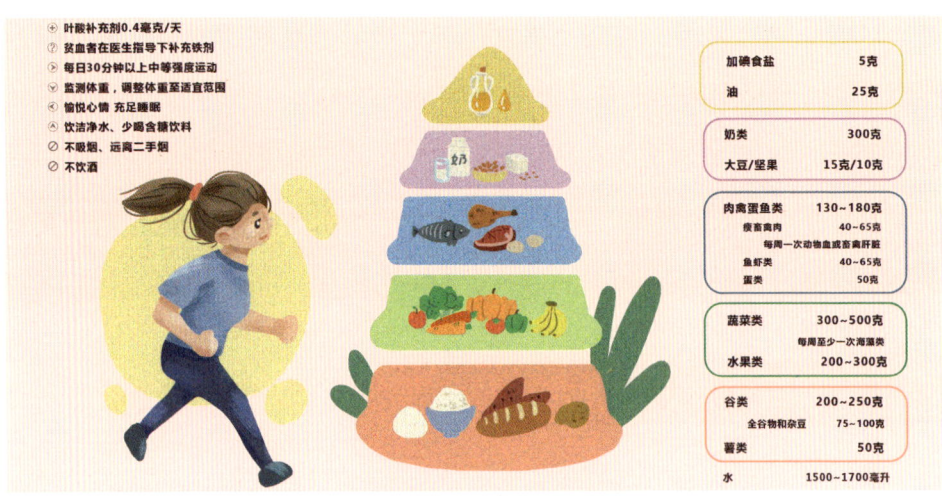

图3 中国备孕期妇女平衡膳食宝塔

平衡膳食总体原则

✧ **食物多样，控制总量**

✓ 平均每日摄入12种以上食物，每周达到25种以上

✓ 餐餐有谷类，杂粮巧搭配

✓ 薯类当菜肴，主食要减少

✓ 餐餐有蔬菜，深色要过半

✓ 水果天天有，好吃不过量

✓ 肉蛋要充足，补钙奶最佳

✓ 常吃大豆有营养，坚果好吃勿超量

✧ **少食多餐，注意餐次分配**

✓ 将每日应摄入的食物分成五六餐

✓ 特别应注意晚饭后的加餐

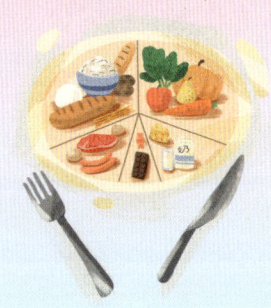

第一章 预防篇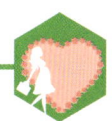

◇ 多摄入膳食纤维
　✓ 在可摄取的分量范围内,多摄取高膳食纤维食物,如以糙米或五谷米饭取代部分白米饭
　✓ 增加蔬菜的摄取量
　✓ 吃新鲜水果,不要榨果汁

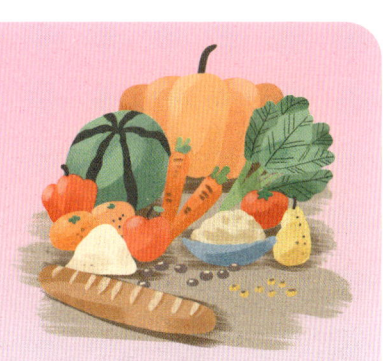

◇ 控油控盐,清淡饮食
　✓ 控制植物油及动物脂肪的用量
　✓ 尽量少用煎炸的烹调方式,多选用蒸、煮、炖等烹调方式

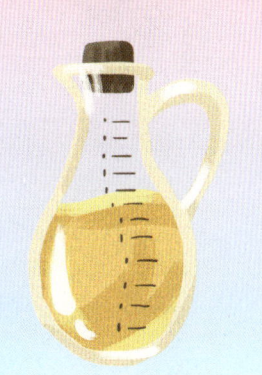

　　孕早期膳食建议和备孕期基本一致,不需要额外增加能量摄入,强调适度膳食、注意补碘,建议少食多餐。每日摄入至少含130克碳水化合物的食物。孕吐严重者,可少量多餐,合理补充维生素B族,以缓解症状,早餐可进食烤馒头、烤面包等含水分少的食物,应避免高油高糖高热量食物,如油炸食品、甜品等。碘需要量约为非孕期的2倍,建议增加富碘食品摄入,每周至少1次海藻类。孕中、晚期随着宝宝生长速度加快,所需能量的摄入比孕前分别增加250千卡和400千卡,孕中、晚期比孕早期每日增加200克奶类、孕中期动物性食物(鱼、禽、蛋、瘦肉)增至150~200克,

孕晚期增至 175～225 克，建议每周食用 1～2 次动物血或肝脏及 2～3 次海产鱼类（图 4）。

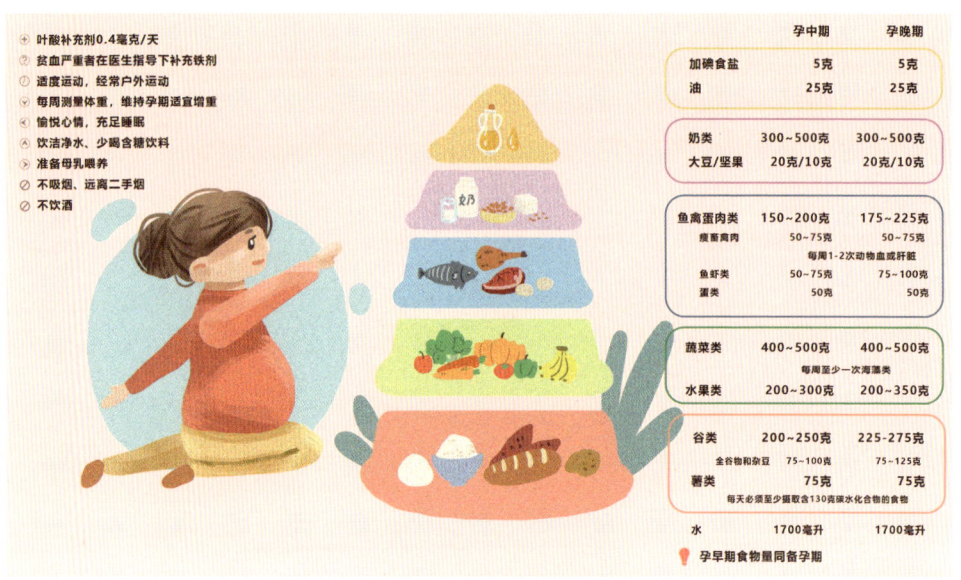

图 4　中国孕期妇女平衡膳食宝塔

对于一部分有严重早孕反应、进食受限的妊娠期糖尿病孕妇，如果不能保证充足的营养摄入，可以适当补充营养剂。目前有专业添加全面营养素的孕妇配方营养粉，在全面补充营养素的同时，专门针对妊娠期糖尿病孕妇，采用低碳水化合物、高膳食纤维的配方，起到延缓血糖升高、平稳血糖波动的作用。其中添加的 B 族维生素还有助于缓解孕妇的早期孕吐反应。

第一章 预防篇

📖 运动身体健,高糖说再见

生命在于运动,运动对于机体的强健、内分泌的调节、代谢能力的提高都有帮助。规律性运动(包括有氧运动与抗阻力运动),如步行、快走、慢跑、游泳、固定式自行车运动、瑜伽和力量训练等,有利于体重控制、缓解紧张情绪、保持心理健康等。同时,运动可以促进肌糖原的分解及外周组织对葡萄糖的利用,改善胰岛素抵抗,增强降糖药物的疗效,减少血糖波动。对于妊娠期高血糖,孕前和孕期规律运动能够降低 GDM 发生风险,提高 GDM 者血糖达标率,减少母儿不良结局。

1. 备孕期运动

孕前规律有效的运动,能够增强机体各器官、系统的适应能力,使受孕成功的概率增大,为获得一个优良的孕期做准备,还能提高身体免疫力,预防孕期感冒等,同时为产后恢复做好充足的准备。

(1)备孕期运动计划

建议计划怀孕的妇女提前 3 个月开始备孕,参照负荷 – 恢复 – 提高的周期训练原则,安排 12 周的备孕期运动计划(表 5)。每 4 周完成一个阶段性的运动计划,并根据运动者的身体状况进行调整。

表 5 备孕期运动计划

运动阶段	目标任务
1～4 周	改善心肺功能 + 提升肌肉力量
5～8 周	体重控制 + 改善心肺功能 + 改善关节功能
9～12 周	改善体态 + 体重控制 + 提升体能

（2）适宜负荷的原则

根据适宜负荷的原则，建议有氧运动+力量训练。根据身体能力选择合适的负荷强度和量。

（3）具体运动指导

备孕期第1～第4周的运动目标是改善心肺功能+提升肌肉力量，见表6。

表6　备孕期第1～第4周运动指导

周数	运动内容及顺序	组数（组）	运动强度（心率，次/分）	运动时间（分钟）	运动频率
1	走+慢跑 徒手操	各1	110～130	走+慢跑 10～15 徒手操5～10 （共15～20）	2次/日 隔天运动 3～4次/周
2	走+慢跑 徒手操	各1	120～140	走+慢跑 15～20 徒手操5～10 （共20～25）	2次/日 隔天运动 3～4次/周
3	走+慢跑 徒手操	各1	120～140	走+慢跑 15～20 徒手操15～20 （共30～40）	2次/日 隔天运动 3～4次/周
4	走+慢跑 徒手操	各1	110～130	走+慢跑 15～20分钟 徒手操15～20 （共30～40）	2次/日 隔天运动 3～4次/周

注：第1～第4周属于运动准备期，目的是提高基本运动能力。

第一章 预防篇

备孕期第5～第8周的运动目标是控制体重+改善心肺功能+改善关节功能，见表7。

表7 备孕期第5～第8周运动指导

周数	运动内容及顺序	组数（组）	运动强度（心率，次/分）	运动时间（分钟）	运动频率
5	耐力操 增肌操 走+慢跑	各1	减重110～130 增重120～140	耐力操15 增肌操10 走+慢跑5～25 共25～45	1次/日 3～4次/周
6	耐力操 增肌操 走+慢跑	各1	减重110～130 增重120～140	耐力操20 增肌操15 走+慢跑5～25 共25～45	1次/日 3～4次/周
7	耐力操 增肌操 走+慢跑	各1	减重110～130 增重120～140	耐力操10 增肌操5 走+慢跑5～10 拉伸5～10 共25～45	1次/日 隔天运动 2～3次/周
8	耐力操 增肌操 走+慢跑 拉伸	各1	110～130	耐力操10 增肌操10 走+慢跑10～25 共30～45	1次/日 4～5次/周

注：体重控制分为减重和增重两个维度，耐力操可以减低体重，增肌操可以减脂增肌，增加体重。减重运动倾向于中低强度，总运动时间比增重的时间长；增重运动倾向于中强度，总运动时间比减重稍短。

备孕期第9～第12周的运动目标是改善体态+控制体重+提升体能，见表8。

表 8　备孕期第 9 ~ 第 12 周运动指导

周数目标	运动内容及顺序	组数（组）	运动强度（心率，次/分）	运动时间（分钟）	运动频率
9	耐力操 增肌操 走+慢跑	各 1	减重 110 ~ 130 增重 120 ~ 140	耐力操 15 增肌操 10 走+慢跑 10 ~ 25 共 35 ~ 55	1 次 / 日 4 ~ 5/ 周
10	耐力操 增肌操 走+慢跑	各 1	减重 110 ~ 130 增重 120 ~ 140	耐力操 15 增肌操 10 走+慢跑 10 ~ 25 共 35 ~ 55	1 次 / 日 4 ~ 5/ 周
11	耐力操 增肌操 走+慢跑 拉伸	各 1	减重 110 ~ 130 增重 120 ~ 140	耐力操 15 增肌操 10 走+慢跑 10 ~ 15 拉伸 5 共 25 ~ 30	1 次 / 日 4 ~ 5/ 周
12	耐力操 增肌操 走+慢跑 拉伸	各 1	100 ~ 120	耐力操 10 增肌操 5 走+慢跑 5 ~ 15 拉伸 5 共 15 ~ 30	1 次 / 日 4 ~ 5/ 周

注：每 4 周都有一个调整周，运动强度比较低。可扫描本书后勒口处二维码学习徒手操，耐力操和增肌操。

（4）选择运动时机

身体状态不佳的时候不进行运动，运动中不舒服时要停止运动。注意自己是否怀孕，及时发现，调整运动方案。

（5）监控体重、血压和血糖的变化

运动期间注意监测体重、血压、血糖的变化，为饮食、运动强度和量的控制提供数据参考。监测体重方法：晚上入睡前称量，早晨大小便后称量。

2. 孕期运动

相关研究表明，孕期进行中等强度的运动，可以有效预防 GDM 的发生。具体运动方案详见第三章治疗篇的运动部分。

睡眠心态也重要，帮助血糖控制好

1. 作息规律，保证睡眠

长期失眠或熬夜会导致交感神经过度兴奋，抑制胰岛素分泌，使肾上腺素等升糖激素分泌增加，从而使血糖升高。因此每日需要保证 6～8 小时的睡眠时间，养成规律的作息习惯，尽量不要日夜颠倒。尽可能上日班，如果实在要上夜班，也要规律地上夜班，减少三班倒的情况。

2. 心态平和，情绪稳定

心理因素对血糖的影响很大，紧张、焦虑、气恼、大喜大悲、过度兴奋等情绪变化都会引起交感神经兴奋，使儿茶酚胺等升糖激素分泌增加，导致血糖升高，因此，保持情绪稳定十分重要。使精神情绪放松的方法有很多，如听音乐、做冥想、练瑜伽等。凡事不怄气，与周围的人良好沟通也利于情绪的健康。

肠道菌群调节好，促进母婴更健康

近年来，随着对肠道菌群研究的不断深入，发现调节、改善肠道菌群对于 GDM 的预防和改善可以起到积极的作用。

均衡的营养摄入、健康的妊娠期生活方式、良好的饮食习惯有助于维持肠道菌群的稳态，对 GDM 的防治有着积极的作用。在妊娠期适当使用微生态制剂，如添加益生元、补充益生菌有助于肥胖患者体重的减轻，也可以减少肠道菌群产生内毒素，使得致病菌相对减少，降低体内炎性指标水平，进而改善胰岛素抵抗，减少 GDM 的发生，促进母婴健康。

妊娠早期摄入益生菌可降低孕妇特别是高龄（年龄≥35 岁）或者曾患妊娠期糖尿病孕妇发生患妊娠期糖尿病的风险。饮食指导同时服用益生菌，患妊娠期糖尿病风险下降，且孕晚期具有较好的葡萄糖耐受性。

下面为各位读者介绍两种证明对人体有益的益生菌属：

乳双歧杆菌 M8（Bifidobacterium lactis M8，Probio-M8），2017 年分离自健康妇女母乳，研究表明 Probio-M8 对胃肠消化液具有良好的耐受性，能够以活的状态进入人体肠道。

在一项研究中，哺乳期妇女每日口服 Probio-M8（6.0×10^9 CFU/ 天）[伦理审批号：NO. KY（2020011）]，连续服用 8 周，每周收集母乳、婴儿粪便、母亲粪便，进行 Illumina 全基因组测序，结果在母亲乳汁和婴幼儿粪便中分离到 Probio-M8 同源株，表明 Probio-M8 可通过哺乳实现母婴间的垂直传播，从而调节婴幼儿的肠道菌群。

乳双歧杆菌 MN-Gup，分离于广西巴马长寿老人粪便，MN-Gup 对机体具有辅助降血糖、改善糖耐量、缓解便秘、调节肠道菌群等作用（ZL202010899852.4，ZL202010911082.0）。

研究表明，每日口服 MN-Gup（1.0×10^{10} CFU/天），连续服用 8 周，不仅能够显著降低空腹血糖、改善糖耐量；有效改善机体炎症水平；恢复肠道菌群健康化，降低拟杆菌/厚壁菌的比值，增加有益菌属 Bifidobacterium、Turicibacter 和 Lactococcus 的丰度，减少有害菌属 EscherichiaShigella 和 Staphylococcus 丰度（ZL202011053397.2，ZL202011053404.9）。

二、高危人群早指导

所有准备怀孕及孕早期的女性,可以通过体格检查、膳食模式评估、生活方式调查、营养代谢指标检测等方法进行营养风险因素筛查,发现高危人群,并对其提供个性化指导,预防疾病的发生。

营养风险筛查

1. 体格检查

测量身高、体重、腰围、臀围,计算 BMI、腰臀比等,可判断是否存在低体重、超重和肥胖(是否存在向心性肥胖),详见表9。

表9 常见体格检查测量方法及指导意义

项目	测量方法	注意事项	指导意义
身高	被测量者赤足,立正姿势,站在身高计的底板上。测试人员读数时双眼与刻度平面等高,以厘米为单位,读至小数点后一位(0.1厘米)。电子身高计读数时直接读显示屏上的数字并记录	测量器材应置于平坦地面并靠墙。水平压板与头部接触时松紧要适度,头顶的发辫要松开,发结等物要取下	计算 BMI 并分类:体重过低<18.5;体重正常 18.5~23.9;超重 24.0~27.9;肥胖≥28
体重	将电子或机械秤置于平坦地面上,调零。测量前排空大小便,穿着短袖短裤,站在称台中央	每次测量体重穿着相似衣服,同一时间,同一状态下进行	

第一章 预防篇

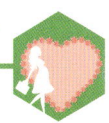

（续表）

项目	测量方法	注意事项	指导意义
腰围	受试者直立，双脚分开30～40厘米，用一根没有弹性、最小刻度为1毫米的软尺放在右侧腋中线髂骨上缘与第十二肋骨下缘连线的中点（通常是腰部的天然最窄部位），沿水平方向围绕腹部一周，紧贴而不压迫皮肤，读数准确至1毫米	在正常呼气末测量腰围的长度	①腰围是反映腹部脂肪分布的重要指标 ②计算腰臀比＝腰围/臀围 ③女性腰臀比＞0.8，诊断向心性肥胖
臀围	用软尺置于臀部的两个最高点，通过股骨大粗隆水平绕一圈		

2. 膳食模式评估

膳食模式是膳食中所有食物的种类、数量及其在膳食中所占比例。膳食模式考虑到各膳食因素间的交互作用，能更全面地评价膳食营养与孕期结局的关系。孕期常见的膳食模式有加工型、荤食型、素食型、均衡型（表10），其中均衡型膳食模式能够满足母体及胎儿营养所需，可以减少多种不良妊娠结局的发生。

表 10 常见膳食模式及相关临床结局

常见膳食模式	食物构成	相关临床结局
加工型	精制谷物、加工肉类、甜食、饮料、薯条	妊娠期超重、巨大儿、胎儿发育迟缓、早产、流产、死胎及GDM
荤食型	肉类和海鲜较多，蔬菜水果不足	妊娠期超重、下肢水肿、妊娠期高血压疾病、巨大儿、GDM
素食型	蔬菜、主食、水果、豆制品、菌类	胎儿发育迟缓、低出生体重、早产、妊娠期贫血

（续表）

常见膳食模式	食物构成	相关临床结局
均衡型	动物性蛋白（鸡/鸭蛋、鸡/鸭肉、猪牛羊肉、鱼类、动物内脏、奶类）、蔬菜类（根茎类蔬菜、瓜果类蔬菜、绿叶蔬菜）、主食、豆制品、土豆红薯、木耳菌类、海带紫菜、水果、坚果	减少多种不良妊娠结局

通常利用孕期膳食调查进行膳食模式评估。孕期膳食调查是孕期营养管理的重要手段，有利于及时发现营养摄入问题，并给出建议进行纠正。常用的膳食调查的方法有：称重法、膳食回顾法、食物频率法。可以进行三日膳食日记调查［见附录"孕妇一日膳食举例（2019千卡）"］，评估饮食均衡性、营养素摄入量，以发现摄入食物结构失衡孕妇。

3. 生活方式调查

生活方式调查包括静坐时长、运动强度与频率、作息情况、是否熬夜、是否嗜烟酒等。

不良的生活方式，如少动久坐、熬夜，可能导致超重、肥胖，增加妊娠不良结局的风险。

4. 重点病史采集

① 基础病史：是否存在贫血、血糖异常、血脂异常、高血压、炎性肠病、胃肠道手术史、贫血、便秘、甲状腺疾病、胰腺炎、多囊卵巢综合征等。

②家族史：是否一级亲属或多位二级亲属患糖尿病、高血压、高血脂及心脑血管疾病等。

③孕产史：是否有妊娠期糖尿病病史、生育畸形儿史、巨大儿分娩史、小于胎龄儿分娩史、早产史、妊娠期高血压史、多次自然流产史、不明原因的死胎、死产史、羊水过多史等。

5.营养代谢指标检测

营养相关指标：血红蛋白、血糖、血脂、尿酸、铁蛋白、碘、叶酸、B族维生素、维生素D、血清总钙、同型半胱氨酸等。通过检测以上指标是否存在异常，指导对孕妇的管理措施。

北京协和医院开展的一项多中心研究结果表明，早孕期间较高的母体红细胞叶酸水平与妊娠期糖尿病风险增加有关，这种关联可能受到rs1801133多态性的影响。因此，对早孕妇女评估红细胞叶酸状态，并适当补充叶酸，特别是亚甲基四氢叶酸还原酶MTHFR677C→T患者，可能有助于预防妊娠期糖尿病的发生。铁营养状态可能与2型糖尿病和妊娠期糖尿病有关。孕早期三酰甘油与高密度脂蛋白胆固醇（TG/HDL-c）比值和三酰甘油葡萄糖指数（TYG）都是预测妊娠期糖尿病的良好指标。未来还需要对更多的人群开展进一步研究，指导以上营养相关指标更广泛地应用于临床。

高危人群早识别

通过营养风险筛查，筛选出高危人群：包括肥胖（尤其是重度肥胖）、一级亲属患有 2 型糖尿病、冠心病史、慢性高血压、高密度脂蛋白 < 1 毫摩尔/升和（或）三酰甘油 > 2.8 毫摩尔/升、GDM 史或巨大儿分娩史、多囊卵巢综合征史、早孕期空腹尿糖反复阳性、年龄 > 45 岁。

目前认为对于高危人群应在备孕期或首次产检（孕早期）时，进行血糖相关检查，根据非孕期糖代谢状态（表 11），筛查并诊断 PGDM 以及糖尿病前期。

表 11 糖代谢状态分类（世界卫生组织 1999 年）

糖代谢状态	静脉血浆葡萄糖（毫摩尔/升）	
	空腹血糖	糖负荷后 2 小时血糖
正常血糖	< 6.1	< 7.8
空腹血糖受损	≥ 6.1，< 7.0	< 7.8
糖耐量减低	< 7.0	≥ 7.8，< 11.1
糖尿病	≥ 7.0	≥ 11.1

注：空腹血糖受损和糖耐量减低统称为糖调节受损，也称糖尿病前期；空腹血糖正常参考范围下限通常为 3.9 毫摩尔/升。2003 年 11 月 WHO 糖尿病专家委员会建议将空腹血糖受损的界限值修订为 5.6～6.9 毫摩尔/升。2010 年起美国糖尿病协会糖尿病诊疗标准也将空腹血糖受损的界限值修订为 5.6～6.9 毫摩尔/升。

如果孕前未确诊、孕期发现血糖升高达到以下任何一项标准，应诊断为孕前糖尿病，并纳入孕前糖尿病人群管理。

第一章 预防篇

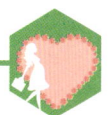

① 空腹血浆血糖≥7.0毫摩尔/升。

② 伴有典型的高血糖或高血糖危象症状，且任意血糖≥11.1毫摩尔/升。

③ 糖化血红蛋白≥6.5%（但不推荐妊娠期常规用糖化血红蛋白进行糖尿病筛查）。

如果发现血糖升高达到以下任何一项标准，应诊断为糖尿病前期（糖耐量减低或空腹血糖受损），应计划妊娠，并行孕前咨询和病情评估，尽早进行生活方式的干预，合理膳食、规律运动和保持身体质量指数，也可在医生指导下口服降糖药二甲双胍治疗，预防糖尿病的发生。

① 空腹血浆血糖5.6～6.9毫摩尔/升，称为空腹血糖受损（impaired fasting glucose，IFG）。

② 妊娠前行75克OGTT，空腹血浆血糖＜5.6毫摩尔/升，服糖后2h血糖7.8～11.0毫摩尔/升称为糖耐量受损。

③ 糖化血红蛋白5.7%～6.4%（但不推荐妊娠期常规用糖化血红蛋白进行糖尿病筛查）。

如果筛查结果正常，则进入高危人群个性化指导。

高危人群个性化指导

对高危人群进行个性化指导，临床操作路径如下。

① 营养评估：查体、膳食评价、生活方式调查、营养代谢指标的辅助检查。

②营养诊断：营养相关诊断，肥胖、贫血、铁缺乏、妊娠期糖尿病、低蛋白血症等。

③营养处方：健康教育处方，医学营养治疗处方（如膳食方案及营养处方）。

④跟踪干预：孕妇进行营养及生活方式记录，医务人员进行评估及管理。

⑤效果评估：随诊评估营养管理的依从性及效果，随访妊娠结局。

第一章 预防篇

三、高糖人群早管理

对准备怀孕及孕早期的高危人群，通过糖尿病筛查，以期早发现孕前糖尿病，做好咨询、评估及管理；如果筛查正常，则在孕 24～28 周行 75 克 OGTT，对妊娠期糖尿病孕妇尽早进行管理，预防并发症的发生。

孕前糖尿病人群的管理

所有育龄期的 1 型糖尿病或 2 型糖尿病女性，不能盲目地怀孕：第一，要在计划妊娠前了解糖尿病对母亲和胎儿结局的潜在风险；第二，了解妊娠对本身糖尿病的控制及其现有并发症的潜在影响；第三，加强孕前糖尿病管理，包括血糖控制、熟练的糖尿病自我管理，以及糖尿病相关并发症及共存疾病的医疗管理；第四，掌握胰岛素的使用、预防和识别低血糖、糖尿病酮症酸中毒，进行膳食和运动咨询。对于以上几点需要通过孕前咨询、孕前评估和管理来进行。

1. 孕前咨询

孕前咨询的主要内容包括以下几方面：避孕建议、母代及子代并发症风险、保持血糖控制正常的重要性、遗传咨询、心理评估和咨询等。

（1）避孕建议

对所有计划妊娠的育龄期女性和患有糖尿病的女性常规进行糖尿病相关的孕前咨询，应做到有计划妊娠，在做好妊娠准备及血糖未控制达标前注意有效避孕。

根据世界卫生组织避孕方法选择的医学标准,复方口服避孕药的使用禁忌证如下:糖尿病有并发症属于第3级相对禁忌证;糖尿病病史20年以上属于第4级禁忌证。

患有糖尿病的女性血糖控制正常,以往使用的宫内节育器(intrauterine device,IUD)或避孕套等避孕措施都可以继续使用,在准备受孕的月经周期前3个月取出IUD或本周期停止使用避孕套即可;若血糖持续升高或波动剧烈,IUD甚至避孕套的使用均可能增加患有糖尿病的女性生殖道感染的风险,因此,患有糖尿病的女性孕前必须了解并控制血糖,由内分泌科医生判断可以计划妊娠再解除避孕措施。

(2)母代及子代并发症风险

孕前患有糖尿病的女性,如果在血糖未控制好的情况下怀孕,母代和子代都会受到很多的不良影响,同时还会增加糖尿病并发症的发生进展风险。因此,妊娠前及妊娠中的评估监测对于糖尿病的管理至关重要。孕前最有可能出现并发症的是糖尿病病史超过5年、血糖控制欠佳的1型糖尿病。

主要的并发症有以下方面。

①视网膜病变:妊娠可加重糖尿病视网膜病变。未经治疗的增殖期视网膜病变患者不建议怀孕。

②糖尿病肾病:妊娠可加重已有的肾脏损害。妊娠可对部分患者的肾功能造成永久性损害。肾功能不全对胎儿的发育有不良影响。

③糖尿病大血管病变(尤其心血管病变):有孕前糖尿病的妊娠女

性发生大血管心脏合并症（冠状动脉疾病、心力衰竭、脑卒中）和微血管心血管合并症（如心脏自主神经病变）的风险增加。所以有怀孕意愿的糖尿病妇女心功能应该达到能够耐受平板运动试验的水平。

④糖尿病酮症酸中毒（DKA）：在有1型糖尿病的妊娠女性中DKA更常见，可发生于更低的血糖水平且死亡风险更高。DKA可发生于有酮症倾向的2型糖尿病患者，但较1型糖尿病罕见。

⑤低血糖：妊娠期血糖维持在正常范围可降低母体及新生儿并发症的发生率，但当尝试达到极其严格的目标（3.3～5.0毫摩尔/升）时，低血糖发生率显著增高。采用胰岛素治疗的孕前糖尿病妊娠女性在妊娠早期发生严重低血糖的风险最高，这在一定程度上是由于妊娠期血糖控制目标更严格所致，也可能与早孕反应导致妊娠女性进食不规律有关。

⑥周围神经病变和自主神经病变：妊娠似乎不会影响周围神经病变或自主神经病变的病程。然而，自主神经病变可使妊娠复杂化，因为受累女性发生妊娠剧吐（与胃轻瘫相关）、无知觉性低血糖和直立性低血压的风险增加。胃轻瘫可能对饮食方式、胰岛素治疗方案及其他药物治疗产生巨大影响。另外，胃轻瘫的临床表现易与妊娠剧吐混淆。糖尿病胃轻瘫是有孕前糖尿病的女性为数不多的妊娠禁忌证之一，因为它可以导致低血糖和高血糖交替、DKA的风险增加、体重减轻和营养不良。有严重胃轻瘫的女性在妊娠期间通常需频繁住院，并且可能需要肠外营养支持，妊娠风险极大。

（3）保持血糖控制正常的重要性

尽管这些风险很严重，但是目前证据表明大多数妇女如果在孕前和

整个孕期保持血糖控制达标,其妊娠结局可与非糖尿病人群无异。

(4) 遗传咨询

遗传因素是孕前咨询的另一个重要方面。

对于 1 型糖尿病,如果母亲有 1 型糖尿病且年龄 > 25 岁,其子代出现 1 型糖尿病的风险为 1%;如果母亲年龄 < 25 岁,风险增至 4%;如果双亲均患有 1 型糖尿病,则风险更高,为 10% ~ 25%。对于 2 型糖尿病,美国人群中 2 型糖尿病的患病率约为 11%;如果父母在 50 岁之前患 2 型糖尿病,则其子代发生 2 型糖尿病的风险为 1/7 (14%);如果父母发生 2 型糖尿病的时间较晚,则风险约为 1/13 (7.7%)。目前没有任何共识或者指南提出高血糖本身是怀孕的绝对禁忌。

在孕前糖尿病中绝大多数为 1 型糖尿病和 2 型糖尿病合并妊娠,约 5% 为特殊类型糖尿病合并妊娠。其中,单基因糖尿病不容忽视。有研究报道,在一般糖尿病人群中有 1% ~ 5% 为单基因糖尿病,根据该患病率推算,作为青中年年龄段的妊娠期高血糖人群,所占比例更高,可达 5% ~ 6%。单基因糖尿病是一组异质性较强的遗传性疾病,主要是指单个基因突变所造成的 β 细胞发育、功能和调节功能障碍,主要包括青少年成人起病型糖尿病(maturity-onset diabetes of the young,MODY)的不同亚型,还有较为少见的线粒体糖尿病、新生儿糖尿病(neonatal diabetes mellitus,NDM)及一些更为罕见的综合征疾病,其中以 MODY 最为常见。MODY 是常染色体显性遗传(AD)的一类疾病,意味着育龄期的患者有一半的概率将其遗传给子代。该时期确诊 MODY 的意义在于不仅孕期的宫内环境的各种营养代谢改变,而且子代的基因型均会影响围产结局及诊疗措施的制定。MODY 的致病基因已报道超过 14 种,但是最常见的是 *GCK* 基因和 *HNF1A* 基因,加起来约占 MODY 的 90%。已有研究证明 MODY 为母系遗传时较父系遗传发病更早、临床表现更重,如不同的胎儿基因型的 HNF4A-MODY 及 GCK-MODY 孕妇,围产结局差异较大,其中新生儿体重就可以相差 700 克。越来越多的研究报道单基因糖尿病在围产期的转归与治疗方式具有特殊性。然而,目前在妊娠高血糖人群中广泛开展基因检测还不现实,但是对一些特殊群体,明确基因分型对围产结局及远期预后有重要的意义。

(5)心理评估和咨询

对孕前妇女进行心理评估和咨询,帮助其处理妊娠和其他压力相关的特殊问题,树立孕期保持血糖正常的信心,探讨有关糖尿病和妊娠的可能情况,决定是否妊娠,安排孕前评估。

2. 孕前评估和管理

孕前的评估和管理,主要针对糖尿病及糖代谢受损的计划妊娠女性。孕前管理是所有孕前糖尿病的女性获得成功妊娠结局的重要保障。2010 年的一项纳入 12 项队列研究的荟萃分析发现,孕前管理可显著降低先天畸形发生率、早产率和围产儿死亡率,并与早期妊娠的糖化血红蛋白水平较低相关。孕前管理应根据患者的背景、针对患者的糖尿病类型(1 型糖尿病、2 型糖尿病)并结合其糖尿病并发症来相应地给予孕前咨询。

（1）血糖控制

对于所有孕前糖尿病女性，中华医学会糖尿病分会（CDS）指南推荐首要目标是将糖化血红蛋白水平控制在 6.5% 以下，在不诱发严重低血糖的情况下，尽量将糖化血红蛋白水平降至 6% 以下。美国糖尿病学会（ADA）指南推荐将糖化血红蛋白目标值设定为低于 7%，同时也推荐在不引起严重低血糖的情况下将糖化血红蛋白目标值设定为尽可能接近正常值。

对于所有计划妊娠的糖尿病女性，均应指导其如何进行血糖自我监测。CDS 孕前血糖目标管理：空腹血糖 3.9～6.5 毫摩尔/升、餐后 2 小时血糖在 8.5 毫摩尔/升，将糖化血红蛋白水平降至 6.5% 以下后再妊娠。同时也应注意低血糖的发生，应嘱患者随时随身携带零食。为了预防酮症酸中毒的发生，建议在家备好酮体试纸（血酮试纸或者尿酮试纸，但前者优于后者），同时告知若血糖水平大于 11.1 毫摩尔/升，应使用酮体试纸进行测定，若检测结果为阳性则需要联系医生。

（2）膳食、体重和运动

膳食管理是糖尿病治疗中最重要的行为治疗之一。对于计划妊娠的患有糖尿病的女性，应向营养师咨询。具体措施如下：

① 了解不同食物摄入影响血糖的机制，并制定关于正餐和加餐的食物计划，可以帮助女性稳定血糖水平及管理血糖波动。

② 应鼓励超重或肥胖的女性在孕前减轻体重。改善孕前血糖除了可减少妊娠期高血压、高脂血症、脂肪肝的发生，还可能降低与肥胖相关的妊娠并发症的风险（如子痫前期、某些先天畸形、剖宫产、巨

第一章 预防篇

大儿、羊水过多、早产）。

③ 对糖尿病成人患者来说，规律运动对于改善血糖控制、协助维持体重以及降低心血管疾病风险和总体死亡率十分重要。若无其他禁忌，妊娠期可继续保持孕前常规的运动。

（3）补充叶酸

对于大多数育龄期女性，推荐每日摄入叶酸以减少神经管缺陷的发生。在关于较大剂量叶酸的安全性及有效性的进一步研究数据可用之前，最重要的干预手段是确保所有有孕前糖尿病的育龄期女性每日至少摄入400微克叶酸。《围受孕期增补叶酸预防神经管缺陷指南（2017）》建议患糖尿病、肥胖或服用二甲双胍的妇女，从可能怀孕或孕前至少3个月开始，每日增补0.8～1.0毫克叶酸，直至妊娠满3个月。

（4）胰岛素治疗

推荐计划怀孕的1型糖尿病或2型糖尿病女性接受胰岛素治疗。胰岛素不通过胎盘，因此是妊娠期血糖管理的一线用药，建议从孕前就开始使用，以保证用药的连续性。

目前最符合生理要求的胰岛素治疗方案为：基础胰岛素联合餐前超短效胰岛素，或者使用皮下胰岛素泵持续输注，但后者使用的费用及技术要求更高。基础胰岛素可持续12～24小时，而餐前胰岛素起效快，持续时间短，有利于控制餐后血糖。

对于超短效胰岛素，一般推荐超短效人胰岛素类似物，而不是普通胰岛素。门冬胰岛素已被国家食品药品监督管理总局（CFDA）批准可用于妊娠期，赖脯胰岛素在美国糖尿病学会指南亦被推荐用于妊娠期。其特点是起效迅速，药效维持时间短，具有最强或最佳的降低餐后血糖的作用，不易发生低血糖，用于控制餐后血糖水平。鱼精蛋白胰岛素（NPH）及长效胰岛素类似物包括地特胰岛素及甘精胰岛素也已经被CFDA批准用于妊娠期，美国糖尿病学会指南也同时推荐其用于孕期，长效胰岛素较NPH可更有效地控制夜间血糖和餐前血糖。

（5）血压控制

妊娠前血压控制的目标是小于130/80毫米汞柱，在妊娠期可放宽至120～160/80～105毫米汞柱。当患有高血压的糖尿病女性计划妊娠时，推荐在停用避孕措施前停止使用血管紧张素转换酶抑制剂（ACEIs）或血管紧张素Ⅱ受体阻滞剂（ARBs），并换用其他类型的降压药（首选拉贝洛尔，权衡利弊后可考虑使用钙通道阻滞剂）。如果孕前未停用ACEIs和ARBs，应在确认怀孕时立即停用。

（6）血脂控制

有限的研究数据提示，早期妊娠期间暴露于他汀类药物会增加胎儿出生缺陷的风险，因此妊娠期禁用他汀类药物。

（7）糖尿病并发症的评估和处理方法

糖尿病女性在尝试怀孕前需进行最新的糖尿病并发症评估（表12）。医生会进行综合评估，检查包括糖化血红蛋白、肝肾功能（并估算肾小球滤过率）、甲状腺功能、随机尿白蛋白/肌酐比、24小时尿蛋白定量及眼底检查。

第一章 预防篇

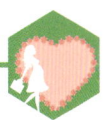

表 12　糖尿病并发症评估

评估	处理方法
是否有严重糖尿病肾病	应将其转诊至擅长治疗妊娠女性的肾脏专科医生处，以帮助患者权衡其妊娠愿望与肾功能恶化的风险和后果
是否有视网膜病变	糖尿病患者应在孕前或早孕期接受散瞳检查，如果发现增殖性视网膜病变，应在尝试怀孕前接受治疗。由于过快控制血糖水平可加重视网膜病变，应在孕前数月期间逐步加强血糖控制。怀孕后应每 3 个月复查 1 次，并在产后 1 年再次复查
是否存在心血管疾病	病程较长的 1 型糖尿病或 2 型糖尿病女性可能存在心血管疾病。应根据患者的病史和体格检查进行进一步评估。对于通过病史或体格检查发现心脏异常的糖尿病女性，应转诊至心脏病医生处接受进一步评估（如运动耐量试验）、治疗及咨询 年龄≥ 35 岁的孕前糖尿病女性需行静息心电图检查，而对于糖尿病病程大于 10 年的该年龄段女性，尤其是体格检查发现存在心血管疾病体征（如颈动脉杂音）者，需行运动负荷心电图或者超声心动图检查
是否有自身免疫性甲状腺功能障碍	由于自身免疫性甲状腺功能障碍多与 1 型糖尿病相关，推荐孕前糖尿病女性在怀孕前筛查甲状腺功能，甲状腺功能减退需用左甲状腺素治疗。如合并有甲状腺自身免疫性疾病的患者，一般认为的治疗目标是使孕前 TSH 小于 2.5 mU/mL

妊娠期糖尿病患者的管理

1. 不同人群的筛查建议

高危人群筛查：目前认为对于高危人群应该在备孕期、孕 8 周前或首次产前检查时进行糖尿病的筛查。如果筛查正常，则进行个性化指导，并在孕 24 ～ 28 周行 75 克 OGTT，必要时孕晚期再次评价。

非高危人群筛查：在首次产前检查时进行空腹血糖筛查，如筛查正常，则在孕 24 ～ 28 周行 75 克 OGTT 评价糖代谢状态。

2.管理方法

对于确诊妊娠期糖尿病的人群,及早进行管理,可以有效预防不良妊娠结局的发生,促进产后康复,预防疾病对母儿远期的不良影响。

目前的管理方法包括医学营养治疗、运动治疗、药物治疗、相关指标监测、健康教育等,推荐到专科门诊接受专业指导。

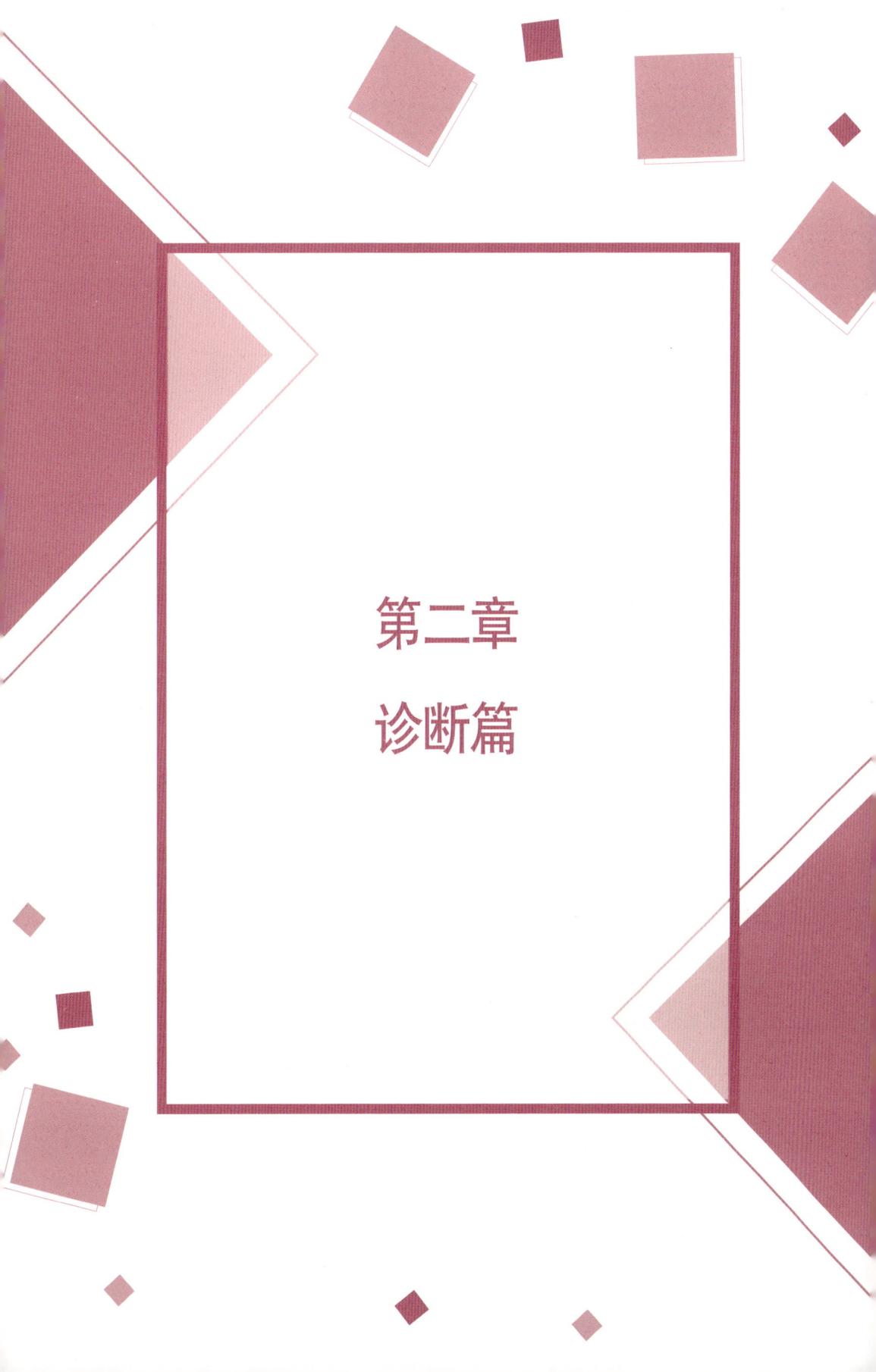

第二章

诊断篇

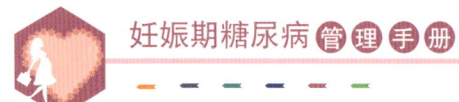

一、关于妊娠期糖尿病

什么是妊娠期糖尿病

妊娠期糖尿病，顾名思义就是怀孕期间才出现的糖尿病，是由于怀孕后孕妇的代谢异常导致血糖过高所引起的疾病，是孕期比较常见的合并症之一。一般情况下无明显的症状，而且分娩后大多数人血糖会恢复正常。但如果没有采取有效的方法控制血糖，则可能会引起各种危害母婴健康的并发症，也会有部分人进展为2型糖尿病。

妊娠期糖尿病的诊断

一般认为除了孕前或早孕期已确诊为糖尿病或糖尿病前期的个体，所有孕妇都应在孕24～28周时进行75克口服葡萄糖耐量试验（OGTT），具体流程见图5。

诊断标准：任何一项血糖值达到或超过妊娠期糖尿病的诊断标准（表13）即诊断为妊娠期糖尿病。

第二章 诊断篇

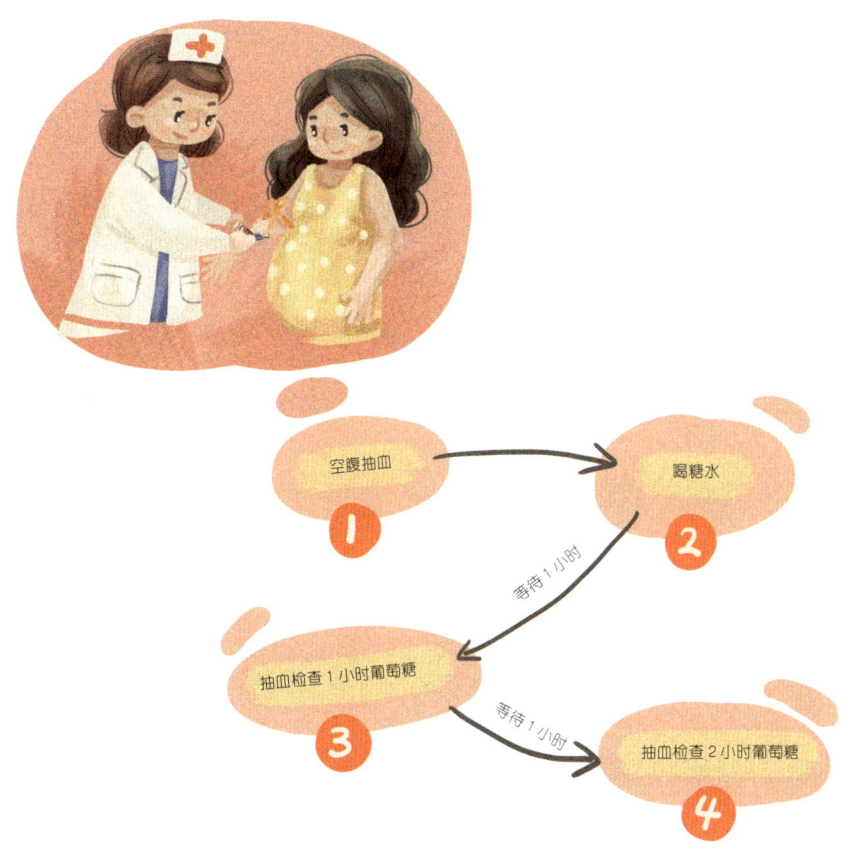

图5　75克口服葡萄糖耐量试验（OGTT）

表13　妊娠期糖尿病的诊断标准

血糖分类	诊断标准
空腹血糖	≥5.1毫摩尔/升
口服葡萄糖后1小时血糖	≥10.0毫摩尔/升
口服葡萄糖后2小时血糖	≥8.5毫摩尔/升

其中，如果妊娠期OGTT-2小时血糖≥11.1毫摩尔/升，美国糖尿病学会诊治指南和我国2014年妊娠合并糖尿病诊治指南建议诊断为PGDM，但我国妊娠期高血糖诊治指南（2022）指出，通过产后随诊发现，亚洲人群产后6周～1年进行OGTT检查时，仅10.7%达到糖尿病的诊断标准，因而在我国，妊娠期单独OGTT-2小时血糖≥11.1毫摩尔/升，暂不诊断为PGDM，建议该类孕妇妊娠期按照GDM管理，产后行OGTT检查以进一步明确诊断。OGTT-2小时血糖指标对于PCDM的诊断建议临床结合其他指标进行综合考虑，以便明确诊断。

对于早孕期是否能根据空腹血糖诊断GDM还存在争议。2022版妊娠期高血糖诊治指南建议所有孕妇在首次产前检查时进行空腹血糖筛查以除外孕前漏诊的糖尿病，若空腹血糖≥7毫摩尔/升，则诊断为孕前糖尿病；若空腹血糖5.6毫摩尔/升≤空腹血糖＜7毫摩尔/升，则诊断为糖尿病前期（妊娠合并空腹血糖受损），明确诊断后进行饮食指导，妊娠期可不再行OGTT试验检查；早孕期空腹血糖在5.1～5.6毫摩尔/升不作为GDM的诊断标准，但这些孕妇是GDM发生的高危人群，应予以关注，强化健康生活方式宣教。

二、关于糖尿病合并妊娠

什么是糖尿病合并妊娠

糖尿病合并妊娠包括孕前已诊断的糖尿病和妊娠期间首次诊断的糖尿病。

孕前已诊断的糖尿病，即孕前糖尿病（pre-gestational diabetes mellitus，PGDM），是指于妊娠前存在的糖尿病进入到妊娠状态。

妊娠期间首次诊断的糖尿病，是指妊娠前漏诊的糖尿病在孕期首次得到诊断的患者，也有一部分是孕前糖耐量受损而在孕期进展为糖尿病的患者。这部分患者和孕前已诊断的糖尿病患者的严重程度以及转归均不一致，血糖往往好于后者，产后可能恢复至非糖尿病人群。

糖尿病合并妊娠的诊断

目前认为对于所有准备怀孕及孕早期的女性，尤其是高危人群，应该在备孕期或者孕 8 周前（首次产前检查或建档）时进行糖尿病的筛查。

妊娠期糖尿病管理手册

1. 高危人群

1）肥胖（尤其是重度肥胖）。

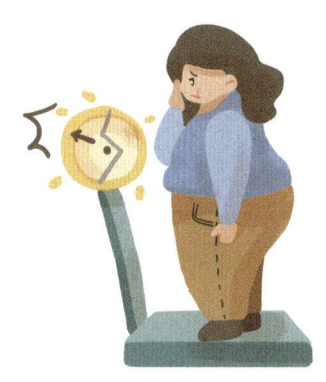

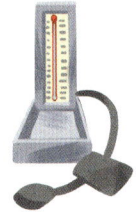
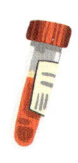

2）冠心病史、慢性高血压、高密度脂蛋白＜1毫摩尔/升和（或）三酰甘油＞2.8毫摩尔/升。

3）多囊卵巢综合征（PCOS）。
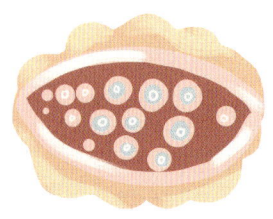

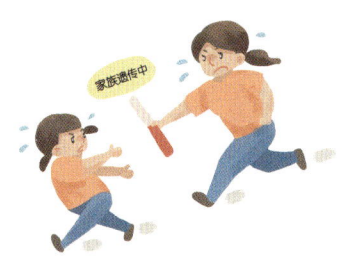

4）一级亲属（父母、子女、亲兄弟姐妹）有糖尿病病史。

5）年龄＞45周岁。

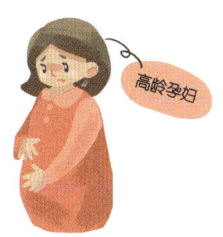

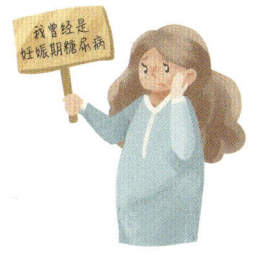

6）妊娠期糖尿病病史。

7）巨大儿分娩史。

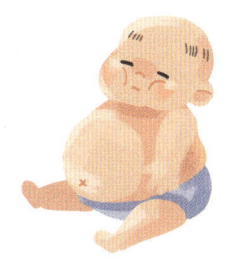

8）早孕期空腹尿糖反复阳性。

2. 筛查方法

1）空腹血糖（FBG）检查。

2）任意血糖检查（伴有典型高血糖或高血糖危象症状时）。

3）糖化血红蛋白（HbA1c）检查。

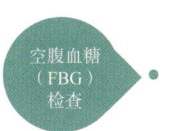

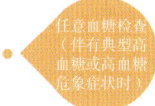
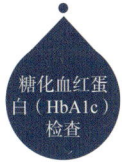

3. 诊断标准

1）妊娠前已确诊为糖尿病的患者。

2）孕前未确诊、孕期首次产检发现血糖升高达到以下任何一项标准：

①空腹血浆血糖≥7.0毫摩尔/升（空腹8小时以上但不适宜空腹过久）。

②伴有典型的高血糖或高血糖危象症状，且任意血糖≥11.1毫摩尔/升。

③糖化血红蛋白≥6.5%（但不推荐妊娠期常规用糖化血红蛋白进行糖尿病筛查）。

三、妊娠期糖尿病与糖尿病合并妊娠的相同点与不同点

相同点

妊娠期糖尿病与糖尿病合并妊娠的相同点为：① 都需要通过饮食和运动控制血糖。② 需要监测血糖。③ 血糖控制标准一样 [空腹血糖＜5.3毫摩尔/升，餐后1小时血糖≤7.8毫摩尔/升，餐后2小时血糖≤6.7毫摩尔/升，避免随机血糖（包括夜间血糖）＜3.3毫摩尔/升]。④ 若血糖控制效果不佳，均优先使用胰岛素。⑤ 都需要尽量避免低血糖发生。

不同点

妊娠期糖尿病与糖尿病合并妊娠的不同点见表14。

表14 妊娠期糖尿病和糖尿病合并妊娠的区别

区别项	妊娠期糖尿病	糖尿病合并妊娠
发生时间	怀孕后	怀孕前
所占比例	85%	15%
诊断标准	糖耐量试验	空腹血糖、糖尿病症状＋随机血糖、糖化血红蛋白
治疗方案	大多数通过饮食和运动控制血糖即可，少数需要胰岛素	几乎都要使用胰岛素
预后情况	绝大多数产后恢复正常，少部分进展为2型糖尿病	大多数产后仍为糖尿病

四、妊娠高血糖分级

目前应用最广的仍是妊娠高血糖 White's 分级，该标准最早由 White 教授在 1960 年提出，反复修订之后，于 2008 年形成了最新一版（表 15）。随着 White's 分级的递增，亲子两代的孕期及围产期并发症均明显增加，妊娠风险明显上升。

表 15 妊娠高血糖分级

糖尿病分类	等级	详情
GDM	A1	饮食控制的 GDM
	A2	胰岛素治疗的 GDM
PGDM	A	糖耐量异常但仅饮食治疗
	B	发病年龄≥ 20 岁，病程＜ 10 年
	C	发病年龄 10～19 岁，病程 10～19 年
	D	发病年龄＜ 10 岁，病程≥ 20 年，非增殖性视网膜病变或高血压（非先兆子痫）
	R	增殖性视网膜病变或玻璃体积血
	F	糖尿病肾病且尿蛋白超过 500 毫克/天
	RF	同时合并 R 和 F 级
	G	多次妊娠失败
	H	动脉粥样硬化性心脏病证据
	T	肾移植史

随着现代医学的进步，对于糖尿病人群的妊娠限制逐渐放宽，但是如果 R 或 RF 级且病变不稳定；F 或 RF 级中肌酐＞ 265 微摩尔 / 升或肌酐清除率＜ 50 毫升 / 分钟；H 级和较严重的糖尿病胃轻瘫目前均为妊娠相对禁忌证。

第三章

治疗篇

一、控糖治疗千万条，医学营养第一条

📖 量入而出，会吃会长

患糖尿病的孕妇与正常孕妇的营养需求是相似的。具体营养摄入量推荐如下。

每日摄入总能量：应根据不同妊娠前 BMI 和妊娠期的 BMI 增长速度而定。虽然需要控制糖尿病孕妇每日摄入的总能量，但应避免能量限制过度，应保证妊娠早期不低于 1500 千卡/天，妊娠晚期不低于 1800 千卡/天。碳水化合物摄入不足可能导致酮症的发生，对孕妇和胎儿都会产生不利影响。

目前多数指南推荐采用美国 IOM 的孕期体重增长推荐值。我国学者也制订了中国妊娠期妇女体重增长推荐值。针对我国人群特点，我国学者还制定了适合中国 GDM 妇女的单胎自然妊娠体重增长推荐值。具体内容见第一章预防篇的体重监测部分。

在孕期营养评估中，参考妊娠期 BMI 增长推荐值对评估膳食总能量摄入适宜性优于比较膳食能量与推荐能量摄入量。此外，还应根据胎儿生长发育情况、有无妊娠期合并症或并发症进行方案调整。体重变化是判断一段时期内能量平衡与否的最简便易行的指标。每个人可根据自身体重的变化情况适当调整食物的摄入量和身体运动量。如果发现体重变化异常，就应引起重视，应排除病理性因素，进行相应的营养干预。

第三章 治疗篇

基于妊娠前 BMI 推荐的孕妇每日能量摄入量见表 16。

表 16 基于妊娠前 BMI 推荐孕妇每日能量摄入量

妊娠前 BMI （千克每平方米）	能量系数 （千卡/千克，理想体质量）	平均能量 （千卡/天）
＜18.5	35～40	2000～2300
18.5～24.9	30～35	1800～2100
≥25.0	25～30	1500～1800

注：表中妊娠前 BMI 的分类是根据 WHO 成人体重划分标准，中国肥胖问题工作组关于超重的界限值与 WHO 不同，美国为 25，中国为 24。平均能量（千卡/天）= 能量系数（千卡/千克）× 理想体质量（千克）；对于我国常见身高的孕妇（150～175 厘米），可以参考：理想体重（千克）= 身高（厘米）−105。身高过矮或过高孕妇需要根据患者的状况调整膳食能量推荐。妊娠中、晚期在上述基础上平均依次再增加约 200 千卡/天；多胎妊娠者，应在单胎基础上每日适当增加 200 千卡能量摄入。《中国居民膳食营养素参考摄入量（2023 版）》推荐普通孕妇孕中期和孕晚期较孕前分别增加 250 千卡和 400 千卡。这比中华医学会产科学分会的推荐值略高，具体可根据孕妇体重增加和胎儿生长发育情况进行适时调整。

2013 年美国妇产科协会（ACOG）对于妊娠期 BMI 管理提出补充建议，对于超重和肥胖孕妇，BMI 管理可考虑更为严格。糖尿病孕妇建议体重增长接近 IOM 推荐值的下限，不推荐在孕期减重，但对于肥胖的糖尿病孕妇，如果能量和营养素是充足的（根据详细的饮食记录），可能不必达到推荐值的下限。多项观察性研究结果显示，肥胖孕妇 BMI 增长低于 IOM 推荐并不增加母儿并发症风险。

科学搭配，健康加倍

孕期营养素推荐摄入量、意义及注意事项见表 17。

表 17 营养素推荐摄入量、意义及注意事项

营养素名称	推荐摄入量	意义	注意事项
碳水化合物	占总能量的 50%～60%，每日碳水化合物不低于 175 克（主食 4 两以上）	维持妊娠期血糖正常	应尽量避免食用蔗糖等精制糖，等量碳水化合物食物选择时可优先选择低血糖指数食物。无论采用碳水化合物计算法、食品交换份法或经验估算法，监测碳水化合物的摄入量是血糖控制达标的关键策略。相同的碳水化合物总量时，低血糖指数和血糖负荷可能更有助于血糖控制
蛋白质	占总能量的 15%～20% 为宜	满足孕妇妊娠期生理调节及胎儿生长发育之需	鱼禽肉蛋豆类至少占一日蛋白质总摄入量的一半
脂肪	占总能量的 25%～30% 为宜	满足孕妇妊娠期生理调节及胎儿生长发育之需	适当限制饱和脂肪酸含量高的食物，如动物油脂、红肉类、椰奶、全脂奶制品等，糖尿病孕妇饱和脂肪酸摄入量不应超过总摄入能量的 7%（A 级证据）；而单不饱和脂肪酸（如橄榄油、山茶油等）应占脂肪供能的 1/3 以上。减少反式脂肪酸摄入量可降低低密度脂蛋白胆固醇、增加高密度脂蛋白胆固醇的水平，故糖尿病孕妇应减少反式脂肪酸的摄入量。鱼类尤其是深海鱼类，如三文鱼、鲱鱼、凤尾鱼等，含有较多 n-3 多不饱和脂肪酸，其中的二十二碳六烯酸（docosahexaenoic acid, DHA）对胎儿大脑和视网膜功能发育有益，每周最好食用 2～3 次（见附录"鱼肉中的 ω-3 脂肪酸含量"）
膳食纤维	推荐每日摄入量 25～30 克	具有控制餐后血糖上升程度、改善葡萄糖耐量和降低血胆固醇的作用	饮食中可多选用富含膳食纤维的燕麦片、荞麦面等粗杂粮，以及新鲜蔬菜、水果、藻类食物等

第三章 治疗篇

（续表）

营养素名称	推荐摄入量	意义	注意事项
维生素及矿物质	建议妊娠期有计划地增加富含B族维生素、钙、钾、铁、锌、铜的食物，如瘦肉、家禽、鱼、虾、奶制品、新鲜水果和蔬菜等	满足孕妇妊娠期生理调节及胎儿生长发育之需	妊娠期多种营养素的需要量均有显著增加 [见附录"女性（18～49岁）膳食营养素参考摄入量"]

餐次安排好，血糖控制佳

餐次的合理安排对糖尿病孕妇的血糖控制有重要意义。

1. 个体化饮食计划

饮食计划应该建立在营养评估的基础上，实现个体化。鼓励建立平衡膳食模式，并兼顾民族、文化和经济因素。

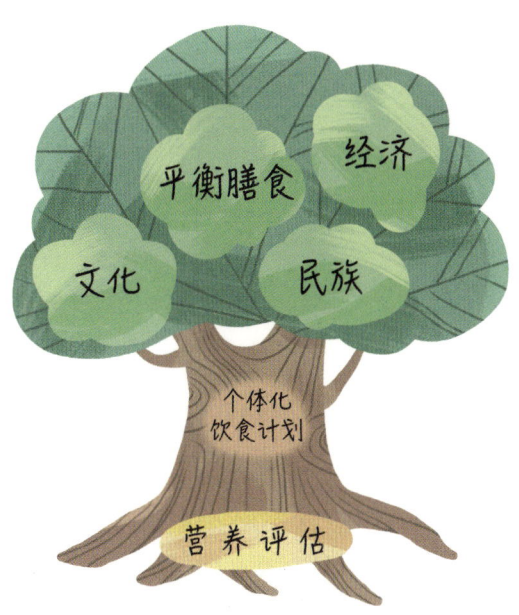

强调合适的食物份大小。教育者需要确定合适的能量水平和碳水化合物、蛋白质和脂肪的量,并与患者一起制订一份食谱示例。为了确保患者理解饮食计划,可利用糖尿病食物清单之类的资源,让患者给自己制订另一份食谱。

无论是否使用胰岛素,均推荐三顿正餐和三顿加餐。有观点认为肥胖患者三顿正餐加一顿睡前加餐(阻止夜间酮体生成)可以把血糖控制得更好。包含蛋白质的加餐有利于防止餐前过度饥饿,少食多餐也更利于消化。

2. 主食及加餐的选择

少量多餐、定时定量进餐对血糖控制非常重要。早、中、晚三餐的能量分别应控制在每日摄入总能量的 10% ~ 15%、30%、30%,每次加餐的能量可以占 5% ~ 10%,有助于防止餐前过度饥饿。医学营养治疗过程应与胰岛素应用密切配合,防止发生低血糖。膳食计划必须实现个体化,应根据患者的文化背景、生活方式、经济条件和受教育程度进行合理的膳食安排和相应的营养教育指导(表 18)。

表 18 基本的膳食指南营养教育指导

指南	原理
避免浓缩的甜食	这些食物导致高血糖、高热量,营养素含量低。强调新鲜食物
避免高度加工食品	高度加工食品通常比新鲜或低加工食品升血糖速度更快。高度加工食品通常脂肪含量高,导致体重过度增加

（续表）

指南	原理
少食多餐	少食多餐可避免餐后高血糖和饥饿性酮症。膳食模式的一致性很重要，推荐三顿正餐，三顿加餐。孕妇加餐可避免过度饥饿及下餐的过多进食。鼓励吃蛋白质食物，因为它们比碳水化合物消化和吸收速度更慢，升血糖作用更弱。蛋白质食物中的脂肪也可以比富含碳水化合物的食物产生更强的饱足感，防止过度的饥饿。少量多餐可以减少孕期常见的恶心等症状
早餐避免水果和果汁	水果和果汁可导致高血糖，故应避免；如果出现餐后高血糖，牛奶也应限制或避免
随时可以吃的食物：芹菜、生菜、西兰花、菜花、芦笋、西红柿等	这些食物提供小于20千卡/份（1份约为240克）的热量，碳水化合物含量极低，饥饿时可以吃，可以生吃和做汤

总之，糖尿病孕妇的饮食计划重点是一致性，少变化，将宏量营养素（包括碳水化合物）分配在每日各餐之中（表19）。

表19 餐次安排建议（膳食计划）

餐次	供能比（%）	碳水化合物量（克）
早餐	10～15	15～45
上午加餐	5～10	15～30
午餐	30	30～75
下午加餐	5～10	15～30
晚餐	30	30～75
睡前加餐	5～10	15～45

3. 营养教育的方法

营养教育中应掌握几个关键点。

1）食物多样、平衡膳食的原则。

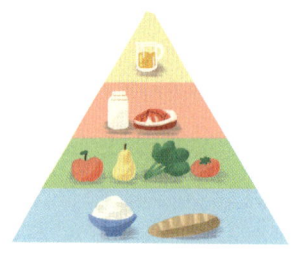

2）提倡和鼓励多吃的食物。

3）提倡和建议少吃的食物。

4）鼓励实践,培养良好饮食习惯。

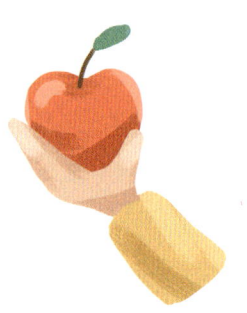

5）估量食物,分餐制等。

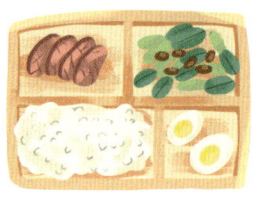

可参考本书附录"北京协和医院妊娠期糖尿病代谢异常膳食医嘱"。

第三章 治疗篇

4. 饮食记录

记录饮食和血糖日记在制订饮食计划和优化治疗方面具有重要价值。饮食日记有以下重要作用。

① 发现个体的血糖敏感食物。

② 评估患者对饮食记录的理解,并提出适当的改进建议。

③ 帮助患者学会安排饮食。

④ 根据饮食摄入量调整其营养素补充剂的剂量。

膳食处方的效果应该通过自我血糖监测(SMBG)来确认,推荐每日4次监测血糖(起床后空腹、三餐后1小时或2小时监测血糖)。只有餐后血糖达标才能认为饮食是合适的。食物日记可以帮助营养科医生了解患者是否掌握了饮食处方,每次随诊都应对饮食日记进行评估并向患者提供反馈,指出其重点需要改进之处。

对2型糖尿病孕妇来说,避免高血糖是首要目标。对1型糖尿病孕妇来说,更应注意防范低血糖。由于胎儿在持续消耗糖分,孕妇可能在下列情况下出现低血糖:进餐时间延迟、忽略某次加餐或正餐、进食量过少、较平时增加运动量、胰岛素用量过大(图6)。1型糖尿病孕妇在孕早期更易出现低血糖。饮食计划的一致性可最大限度减少这种风险。

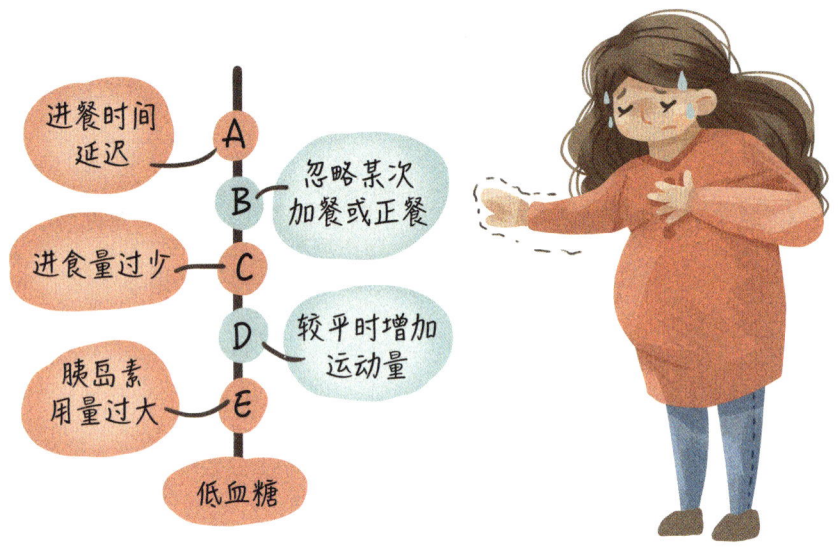

图 6　孕妇可能出现低血糖的情况

5. 食物称重

"量化食物"是理解和实践膳食指南的重要手段。营养治疗中食物称重很有必要，糖尿病饮食是一种需要计算和称重量的饮食。女性和肥胖者倾向于低估自己的能量摄入。营养专业人员应教会孕妇如何使用食物交换份，如何对所用食品有个数量概念等。对于使用胰岛素的孕妇来说，更应重视称重以获得较精确的食物中碳水化合物含量，因为食物中碳水化合物的含量和所需胰岛素是有一定比例关系的，对于未孕的 1 型糖尿病患者，此比例为 10～15 克碳水化合物含量的食物需要 1 单位速效胰岛素；对于妊娠期糖尿病孕妇来说，此比例需要根据血糖监测值进行个体化调整，可结合食物称重和食物成分表计算碳水化合物含量（见附录"常见食物碳水化合物含量"）。不方便称重时，也可利用食物图谱（见附录"食物估量示例")对食物进行量化,利用交换份进行不同食物的交换,以丰富食物种类(见附录"北京协和医院食物交换表")。

6. 推荐食谱

可制订不同能量级别的食谱(见附录"不同能量糖尿病饮食内容及营养成分"),为孕妇提供个体化的饮食计划,并根据体重增长情况及实验室检查指标适当调整。

7. 分析饮食日记

膳食评价方法包括食物组成分析、能量来源分析、蛋白质来源分析、营养素供给分析等,均可利用医学营养治疗相关指南提出的食物结构、数量和观点参照比较和分析(图7)。中国居民膳食营养素参考摄入量也是评价膳食营养摄入状况的参考标准。

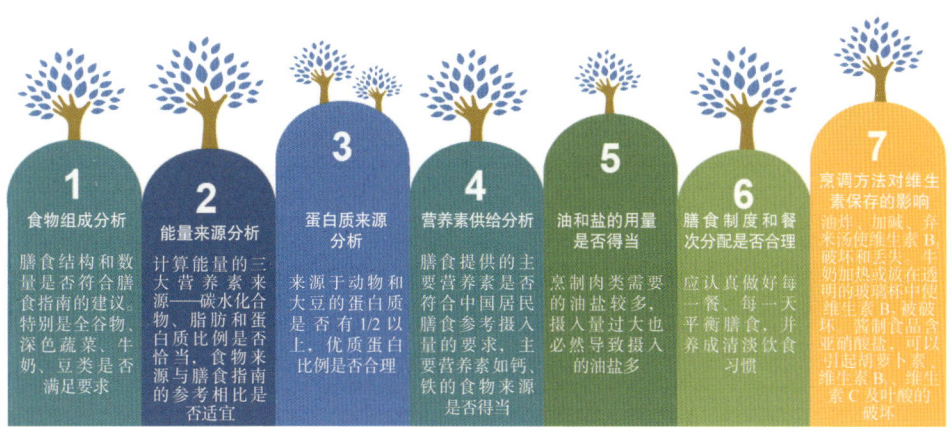

图7 膳食评价方法

合理补充，简单轻松

当个人由于工作和生活等方面的原因，不能确保良好膳食安排时，合理选择营养补充剂是一种简单而方便的措施，能够确保孕期良好营养或干预营养缺乏风险。

平衡膳食完全可以满足孕期营养的各种需要，营养补充剂并不是非用不可的选择。但合理选择营养补充剂有助于减少膳食面临的营养挑战，如推荐孕期钙摄入量1000毫克，单纯依靠膳食则需要500毫升以上的牛奶，这些奶量有可能会增加能量摄入过量的风险，适量选择钙补充剂有助于缓解奶制品钙与能量摄入量的矛盾。孕期维生素D虽然可以通过增加太阳光照射来解决，但适量补充维生素D有利于减轻晒太阳的迫切性。

如果日常饮食安排良好，食物品种丰富，食量充足，宜选择不伴随大量能量的营养素补充剂，如复合维生素和矿物质补充剂，或二十二碳六烯酸（DHA）胶囊，少选基于食物强化的含能量的营养补充剂品种。面临孕期过度增重压力的孕妇，不宜再盲目饮用孕妇奶粉。

国家食品药品监督管理总局2005年印发的《营养素补充剂申报与审评规定（试行）》[国食药监注（2005）202号]中，对各营养素的每日摄入量有着明确的要求，即"适宜人群为孕妇、乳母及18岁以下人群的，其维生素、矿物质每日推荐摄入量应控制在我国该人群该种营养素推荐摄入量（RNIs或AIs）的1/3～1/2水平"。因此，不能全部依靠营养素补

第三章 治疗篇

充剂来提供营养素和矿物质。

以食物为基础的营养补充往往吸收效果更好，也易于做到全面补充。但如果日常饮食安排不佳，食物品种单调（如孕期继续工作的职业女性，或者食欲不佳、食量不够的孕妇），导致的食物营养难以均衡量化，无法实现最佳的营养搭配，则宜优先选择营养强化全面的孕妇营养粉。妊娠期糖尿病孕妇可以选用针对妊娠期糖尿病孕妇专用的配方营养粉。

关注多个品种补充时的剂量叠加，复合补充比单独补充更好，复合补充既有利于全面补充，也易于避免多种补充时营养素剂量叠加的风险。同时使用多种营养补充剂时，需要计算营养素补充的总剂量不要超过可耐受最高摄入量（UL）水平。

随机对照研究发现，与普通加餐相比，使用专业营养配方的金唯儿孕妇配方营养粉代餐者，餐后2小时血糖更理想，分娩时糖化血红蛋白更低，分娩体重较轻，且孕妇的胎膜早破和羊水过多比例均较少。这类配方营养粉在营养素配比上采取降低碳水化合物量，增加膳食纤维的配方，以及全面的维生素和矿物质，从而有效改善妊娠期糖尿病孕妇的血糖代谢紊乱状况，控制并发症的发生。

对于妊娠期糖尿病孕妇，在食物的选择上基本原则是尽量选择低血糖生成指数（GI）食物。因为低GI的食物在胃肠内停留时间长，释放缓慢，葡萄糖进入血液后峰值低，下降速度慢，可减少餐后血糖波动，有助于血糖控制。国务院印发《"健康中国2030"规划纲要》提倡选择低GI饮食。"

《中国2型糖尿病膳食指南》也提倡选择低GI的主食。

另外，孕妇通常需要每日有加餐。妊娠期糖尿病孕妇在选择加餐食物时，应该选择低GI的食物，如低GI的水果（苹果、李子、柚子、樱桃等），还可以选择一些有专门配方的低GI食品，目前有针对妊娠期糖尿病孕妇专门研发的低GI全营养代餐粉、低GI面包、低GI面条、低GI配方米等。参见附录"女性（18～49岁）膳食营养素参考摄入量"。

添加剂，需谨慎，烟酒咖啡莫沾身

咖啡因、酒精、甜味剂以及一些食品添加剂对母婴有不同程度的不良影响，需避免食用或谨慎选择。

1. 咖啡因

孕期高咖啡因的摄入与自发性流产和低出生体重有关，但未发现与出生缺陷有关。报道显示大量咖啡因（＞300毫克/天）的摄入增加宫内生长受限和自发性流产的风险。建议咖啡因的摄入限制在≤300毫克/天。

2. 酒精

孕妇包括糖尿病孕妇都不能饮用含酒精的饮料。

第三章　治疗篇

3. 甜味剂

甜味剂一般认为是安全的，怀孕期间也可以适量食用。美国糖尿病学会建议只有美国食品药品监督管理局批准的非营养性甜味剂孕妇才可以使用，并适度推荐。目前，相关研究非常有限（E级证据）。美国食品药品监督管理局批准的5种非营养性甜味剂分别是乙酰磺胺酸钾、阿斯巴甜、纽甜、食用糖精和三氯蔗糖。

有些食品会使用糖精钠，其致癌作用尚未完全排除。甜蜜素在饮料、罐头、酱菜、饼干、蜜饯、凉果等均有使用，对肝脏及神经系统有影响，对老人、儿童和孕妇的危害更为明显。口香糖中的木糖醇吸收率小于20%，易在肠腔内积累，造成腹泻或胀气。

4. 增稠剂

有些酸奶中使用糊精、淀粉等做增稠剂，有可能明显升高血糖。

5. 着色剂

有些食物，如冰激凌，会添加食用合成色素（如日落黄、柠檬黄、胭脂红、苋菜红、亮蓝）等，建议孕妇尽量不要食用。

6. 膨松剂

有些食品如油条用硫酸铝钾（钾明矾）作膨松剂，其中的铝可损害神经、骨骼及免疫功能。

食品安全，我第一

食品的安全问题需要给予高度的重视。

1. 常见的食源性致病菌

冰箱不是"保险箱"，某些细菌如小肠结肠炎耶尔森鼠疫杆菌、单核细胞增多性李斯特菌都可以在冷藏甚至冷冻条件下生长。在无法保证安全性的条件下，应弃去剩饭，定期清理冰箱，每周1次为宜。去信誉良好、管理正规的商场购物，注意查看食品标签，留心食物保质期。

在此对几种常见的致病菌进行总结（表20）。

表20 常见的致病菌来源及预防

病菌名称	常见来源	预防
单核细胞增多性李斯特菌	任何来源于动物和植物的新鲜食品，尤其是冰箱储存时间过长的乳制品（生牛奶）、肉制品（烟熏海产品、香肠、肉酱、软干酪、熟食柜台的冷切肉片）、未加工的肉，还有火腿沙拉、鸡蛋沙拉、鸡肉沙拉、金枪鱼沙拉或海产品沙拉。该菌可在冷藏条件下生长繁殖，孕妇感染可影响胎儿造成死胎或流产	食品原料及可疑食物，彻底加热（100℃，10～20分钟）。尤其是冰箱冷藏的熟肉制品及直接入口的方便食品、牛乳等
沙门菌及大肠杆菌	污染的肉、牛奶、蛋类，烹调工具和食品从业人员带菌者	低温贮藏肉类，尽可能缩短储存时间。加热杀死病原菌：高温加工时减少肉块体积，重量不超过1千克，持续煮沸2.5～3小时，使肉块深部温度达到80℃，并持续12分钟

第三章　治疗篇

（续表）

病菌名称	常见来源	预防
副溶血性弧菌	夏秋季节的海产品及带菌食品从业人员。煮熟的海产品在室温下繁殖每代不超过15分钟，放置数小时，残存的少量细菌就可以繁殖到致病水平	高温（大于80℃）加工海产品不少于10分钟，熟食避免污染，及时冷藏
霍乱弧菌	受污染的海鲜（尤其是蛤蜊和牡蛎）	
金黄色葡萄球菌	牛奶及其制品、肉类、剩饭（放置超过4小时），带菌人员污染	注意食品加工人员卫生，食物冷藏，室温放置不超过4小时，食用前彻底加热
化脓性链球菌	牛奶、冰激凌、鸡蛋、蒸龙虾、火腿、蛋糕、布丁和沙拉。几乎所有病例都有将以上食品在室温下放置几个小时的情况	
小肠结肠炎耶尔森鼠疫杆菌	受污染的未煮熟的肉类及制品、牛奶、奶粉、豆腐（冷冻不能杀死该细菌）	充分加热肉类及肉制品
肉毒梭菌	泥土、自制发酵豆制品（臭豆腐、豆瓣酱、甜面酱，制成后不加热食用）、肉类（尤其是生牛肉）、罐头食品	食品原料彻底清洗，以除去泥土和粪便污染。食品原料及可疑食物，彻底加热（100℃，10～20分钟）

2. 常见的有毒食物（表21）

表21　常见的有毒食物

有毒食物	来源或所含有毒物质	特点及预防
河豚	河豚的内脏（尤其是卵巢、肝脏、肾脏）、鳃和皮肤等器官中含有剧毒的河豚毒素	不足1毫克河豚毒素就能致人死亡
毒蕈（毒蘑菇）	毒伞七肽、毒蝇碱、马鞍均毒等	多发生在高温多雨的夏秋季节，常是由于误采毒蘑菇食用而中毒

（续表）

有毒食物	来源或所含有毒物质	特点及预防
含氰苷类食物	氰苷类化合物	氰苷类化合物可水解产生剧毒的氢氰酸，预防此类中毒的主要措施是不吃生的及炒过的苦杏仁、苦桃仁等果仁，若食用必须用清水充分浸泡，再敞锅蒸煮，使氢氰酸挥发掉。食用木薯前必须将木薯去皮，加水浸泡3天以上，再敞锅蒸煮，熟后再置清水中浸泡40小时
未成熟和发芽的马铃薯	未成熟和发芽的马铃薯龙葵素含量明显增多	可引起溶血，并对运动中枢及呼吸中枢有麻痹作用，预防中毒的主要措施是避免食用未成熟（青紫皮）和发芽的马铃薯。少量发芽的马铃薯应深挖去发芽部分，并浸泡30分钟以上，弃去浸泡水，再加水煮透，倒去汤汁才可食用。另外在煮马铃薯时可加些米醋，促使其毒素分解
鲜黄花菜	含有秋水仙碱，经肠道吸收后可在体内转变成有毒的二秋水仙碱	秋水仙碱可溶解于水，因而通过水焯、泡煮等过程会减少其在蔬菜中的含量，减少对人体的毒性。所以，食用鲜黄花菜前应用水浸泡或用开水浸烫后弃水炒煮食用
未熟的四季豆（又称菜豆、豆角、梅豆角等）	生的四季豆中含皂苷和血细胞凝集素	对人体消化道具有强烈的刺激性，并对红细胞有溶解或凝集作用。只要在烹调时把全部四季豆充分加热、彻底炒熟，使其外观失去原有的青绿色，就可以破坏其中含有的皂苷和血细胞凝集素
有毒贝类	织纹螺等含有毒性物质，容易引发食物中毒	贝类食物中毒的发生与水域中藻类大量繁殖有关。有毒藻类产生的毒素被贝类富集，当人食用贝肉后，毒素迅速释放并产生毒性作用。为了防止贝类食物中毒，在海藻大量繁殖期及出现所谓"赤潮"时，应禁止采集、出售和食用贝类。另外，贝类的毒素主要积聚于内脏，食用时应注意去除，可减少中毒的可能性

第三章 治疗篇

3. 食物受到污染或加工中产生的有毒物质（表22）

表22 食物受到污染或加工中产生的有毒物质

有毒物质	来源	建议及预防措施
汞、多氯联苯和二噁英	大型掠食性鱼类（如剑鱼、旗鱼、鲨鱼和方头鱼）含量可能高	在怀孕期间，女性应该避免吃此类鱼
苯并芘	熏鱼、熏肉、火腿由木屑等焖烧产生的烟气来熏制。烟熏气体中含有致癌物质苯并芘	这些食物可以品尝，但不可过多食用
亚硝酸盐	腌菜时放盐过少、腌制时间过短都有可能产生亚硝酸盐。酱制食品中可能需要添加亚硝酸盐有利于护色和储藏，但可引起胡萝卜素、维生素B_1、维生素C及叶酸的破坏	食入大量含亚硝酸盐的食物可引起中毒，主要症状为口唇、指甲及全身皮肤出现发绀，并出现头晕、头痛、心悸、气短、恶心、呕吐、腹泻等。长期少量摄入亚硝酸盐会对人体产生慢性毒性作用，亚硝酸盐可转化为致癌物亚硝胺。因此，腌制食物时应注意加足食盐，并低温储存；大量腌制蔬菜至少要腌制20天以上再食用
双酚A	主要存在于塑料餐具中	双酚A是一种内分泌干扰物，可影响人类（尤其是胎儿）的甲状腺功能。它还可以通过激活肝酶而降低血清T4半衰期。应注意餐具的选购
铅	在光洁程度不佳的餐具、含铅的水晶玻璃瓶及涂聚氟乙烯（特富隆）的老式烹调用具；来自海洋贝类或珊瑚的白云石可能含有铅之类的重金属	注意餐具的选购，孕妇应避免用海洋贝类或珊瑚作为钙补充剂

管理完备,事半功倍

平衡膳食模式是指一段时间内膳食组成中的食物种类和比例可以最大限度地满足不同年龄、不同能量水平的健康人群的营养和健康需求。食物多样是平衡膳食的基本原则。中国居民平衡膳食模式有以下特点:食物多样、植物性食物为主、动物性食物为辅、少油盐糖。

目前已知人体必需的营养素有40余种,这些营养素均需从食物中获得,每种食物所提供的主要营养素不同(见附录"平衡膳食模式中各类食物提供的营养素")。近年来研究证据表明,除了营养素之外,天然存在于蔬菜、水果、坚果、全谷物等食物中的其他膳食成分,如膳食纤维、植物化学物对降低慢性病发病风险有着重要作用。

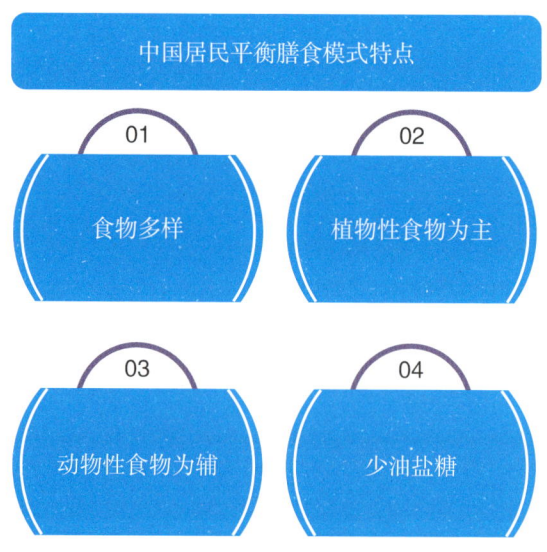

第三章 治疗篇

每种营养素在母体健康和胎儿发育、胰岛素合成和分泌中都发挥着不可替代的作用。实现妊娠期糖尿病营养的完备管理,可以帮助糖尿病孕妇更好地控制血糖。一部分孕妇因为只关注于血糖控制,采取过度限制主食等不当做法,容易造成营养不良和胎儿生长受限。

二、"糖妈妈"动动更健康

合适的运动对于孕妇的体重管理是非常有益的，对妊娠期糖尿病的管理也是如此。掌握科学的运动方法，有利于血糖的控制、提高身体机能，同时避免运动不当可能带来的身体伤害，顺利度过孕产期，分娩健康的宝宝。

运动禁忌早筛查

运动前首先需排除运动禁忌证（表23），以保障运动的安全。如果有绝对禁忌证的，不能参加运动，有相对禁忌证的要降低运动强度和量，运动时必须有专业人员监控。任何身体不适时不要运动，运动时出现身体不适要停止。

表 23　孕期运动禁忌证

绝对禁忌证	
显著血流动力学变化的心脏疾病	妊娠 26 周后的前置胎盘
限制性肺疾病	本次妊娠有早产风险
宫颈功能不全 / 宫颈环扎术后	胎膜早破
多胎妊娠有早产风险	子痫前期 / 妊娠期高血压疾病
持续妊娠中、晚期阴道出血	

第三章 治疗篇

（续表）

相对禁忌证	
重度贫血	本次妊娠胎儿生长受限
未经评估的心律失常	控制较差的高血压
慢性支气管炎	整形形成的活动受限
血糖控制较差的 1 型糖尿病	控制较差的癫痫患者
病态肥胖（BMI > 33 kg/m^2）	控制较差的甲状腺功能亢进患者
超低体重（BMI < 12 kg/m^2）	重度嗜烟者
以坐躺为主，极少站立行走的生活方式	

注：参考 2002 年美国妇产学院（ACOG）《妊娠期和产后运动》指南。

身体能力先预估

为了选择合适的运动方式，确定适宜的运动负荷，避免运动损伤或者其他身体损害，必须进行身体能力预估，预估内容需要包括体形、体态、关节功能评估和心肺功能评估（表 24 ～表 26）。

表 24　体形及体态评估

	胸围	腰围	臀围
体形	＿＿＿＿ cm	＿＿＿＿ cm	＿＿＿＿ cm
体态	驼背 □有 □无	脊柱侧弯 □有 □无	X、O 型腿 □有 □无

注：目的是了解体形和体态，筛查运动损伤风险因素。

表 25　关节功能评估表

部位	检查项	描述
肩关节	活动度	
	屈伸	
	外展内收	
	旋转	
髋关节	屈伸	
	外展内收	
	旋转	

注：目的是测试肩关节、髋关节活动度，了解与徒手操相关的能力。

表 26　心肺功能预估表

原地踏步	30 秒	60 秒	90 秒
	_____次/分	_____次/分	_____次/分

注：目的是了解心肺功能，确保运动安全。方法为原地踏步大腿抬起角度必须与地面达到 45 度，选择 3 个强度级别：A. 每分钟 120 步，B. 每分钟 90 步，C. 每分钟 60 步，分成 3 个不同时间等级，测试完成后的心率。

分阶运动更细致

按照孕期的特点，孕期的运动指导分为孕早期、孕中期、孕晚期 3 个大周期。

第三章 治疗篇

1. 孕早期运动周期

按周分为 12 个小周期,目的为改善体能+调节情绪,相应的运动指导见表 27。

表 27 孕早期 0~12 周运动指导

周数	运动内容及顺序	组数（组）	运动强度（心率,次/分）	运动时间（分钟）	运动频率
0~4	徒手操 拉伸 呼吸	各 1	90~110	徒手操 5 拉伸 3~5 呼吸 2~5 共 10~15	1~2 次/日 4~5 次/周
5~8	徒手操 拉伸 呼吸	各 1	90~110	徒手操 5 拉伸 5~10 呼吸 2~5 共 12~20	1 次/日 4~5 次/周
9~12	走+呼吸 徒手操 拉伸	各 1	100~120	走+呼吸 5 徒手操 5 拉伸 5~10 共 15~20	1 次/日 隔天运动 3~4 次/周

注：科学运动,调节心情,从确认怀孕的心理和生理变化中适应,度过孕早期的不良身体反应,成为健康快乐的孕妇。

2. 孕中期运动周期

按周分为 16 个小周期,目的为体重控制+体能提升+调节情绪,相应的运动指导见表 28。

妊娠期糖尿病 管理手册

表28 孕中期13～28周运动指导

周数	运动内容及顺序	组数（组）	运动强度（心率，次/分）	运动时间（分钟）	运动频率
13～16	徒手操 拉伸 呼吸 走+慢跑	各1	120～140	徒手操3～5 拉伸3～5 呼吸3～5 走+慢跑10～15 共20～30	1次/日 3～4次/周
17～20	徒手操 拉伸 呼吸 走+慢跑	各1	120～140	徒手操5～10 拉伸3～5 呼吸3～5 走+慢跑10～15 共20～35	1次/日 4～5次/周
21～24	走 徒手操 拉伸 呼吸	各1	120～140	走5～10 徒手操5～10 拉伸3～5 呼吸2～5 共15～30	2次/日 5～6次/周
25～28	走 徒手操 拉伸 呼吸	各1	120～140	走5～10 徒手操5～10 拉伸3～5 呼吸2～5 共15～30	2次/日 5～6次/周

注：科学运动，控制好体重，保持良好的心肺功能、肌肉力量、关节功能。保持良好的心情，舒舒服服度过孕中期。

3. 孕晚期运动周期

按周分为12个周期，目的为体重控制+体能提升+调节情绪，相应的运动指导见表29。

第三章 治疗篇

表29 孕晚期29~40周运动指导

周数及目标	运动内容及顺序	组数（组）	运动强度（心率）	运动时间（分钟）	运动频率
29~32 改善心肺功能 提升力量 调节情绪	呼吸 走 徒手操 拉伸	各1	90~110	呼吸2~3 走3~5 徒手操2~5 拉伸2~5 共10~15	1~2次/日 4~5次/周
33~36 改善心肺功能 提升力量 调节情绪	呼吸 走 徒手操 拉伸	各1	90~110	呼吸2~3 走3~5 徒手操2~5 拉伸2~5 共10~15	1~2次/日 4~5次/周
37~40 调整身体状态 保障顺产	走 徒手操 拉伸 呼吸	各1	110~130	走3~5 徒手操2~5 拉伸2~5 呼吸2~5 共10~15	1~2次/日 4~5次/周

注：坚持运动，预防早产，科学运动为顺产做准备。

孕期运动有目标

1. 心肺功能的锻炼和保持

心肺功能对于母亲和胎儿的供氧非常重要。建议用肩部练习（站姿或坐姿）来增强心肺功能。

徒手操是一套有针对性的锻炼操（可扫描本书后勒口处二维码观看），其中的上臂前屈上举可增强肩关节功能，保持三角肌及周边其他肌群的力量；臂的外展可增强肩关节功能，保持三角肌及周边其他肌群的力

妊娠期糖尿病 管理手册

量；原地踏步摆臂（或者坐姿摆臂）可提高心肺功能及锻炼肩背肌肉。按照指导的强度练习即可。

孕中期的心肺功能锻炼强度保持在心率 120～140 次/分。孕晚期心率控制在 90～110 次/分，只有到了临产时，有医生监控的情况下可以达到 130 次/分。

除了推荐的走和慢跑，孕中期心肺功能锻炼也可以用游泳、瑜伽等方式进行。

2. 肌肉力量的增强和保持

妊娠带来了 13～14.5 千克的体重增加，肌肉力量却比以前下降了，这给身体结构带来新的考验。肩颈疼痛、后背疼痛、膝关节疼痛等都和肌肉力量下降有关，必须想办法增强和保持肌肉力量。

徒手操中的推荐动作（如扩胸、腰部动作、坐位伸膝、手扶固定物后仰蹲等）都是为了保持和增强肩背、腿部肌肉力量而设计。徒手操的动作加呼吸的配合其实就是类似瑜伽和普拉提的运动，如果孕妇有练习瑜伽或者普拉提，可以替代徒手操。

3. 关节功能的保持

孕期拉伸：动作加呼吸配合，保证关节的活动幅度。徒手操的动作只要改变节奏，就可以在心肺功能的提高和肌肉力量的提高之间切换。例如，肩部的双臂上举动作，节奏稍快，可起到慢跑的功能；如果保证动作的幅度，慢速重复动作，可起到肌肉力量训练的功能；动作节奏和呼吸配合，再加上意念的控制，就类似瑜伽、普拉提的功能。

第三章　治疗篇

运动效果自评估

1. 做好记录，前后对比

记录练习的时间、次数或距离，练习结束立刻记录心率，并且在 1～2 分钟后，再次测量心率。通过心率的变化，评估自己的练习效果。例如，同样的运动，心率是不是下降了，感觉是不是更容易完成了。

2. 监测运动强度对血糖的影响

按照推荐的运动方式，用时间、次数或距离来量化运动，用动态血糖仪等方法测试运动中血糖的变化，并和降糖药物或补充糖的量关联，防止低血糖的发生，找到自己合适的运动强度和量，更好地控制血糖。

牢记细节更安全

1. 不同时期，不同侧重

在妊娠期的不同时期运动的重点不同。妊娠期 5～6 个月时，应注意背肌练习及正确呼吸的练习；妊娠期 8～9 个月时，应加强下肢活动及盆腔的血液和淋巴循环。这也同样适用于普通人妊娠期的运动，请注意观看徒手操讲解示范。

2. 运动前准备活动要充分

运动前可以进行专门的准备活动，例如，进行瑜伽练习之前，可以先做一些拉伸准备；进行力量练习前，可以用慢走或徒手操动作进行热身。热身的时间应该达到总练习时间的三分之一，这样可以减少运动损伤，同时也可以减小突然的运动强度变化导致血糖的过度波动。

三、心态更积极，控糖更有效

妊娠是女性身体和情绪波动的敏感时期，受妊娠和糖尿病管理影响会使压力水平增加，妊娠期糖尿病合并围产期抑郁的风险较高。

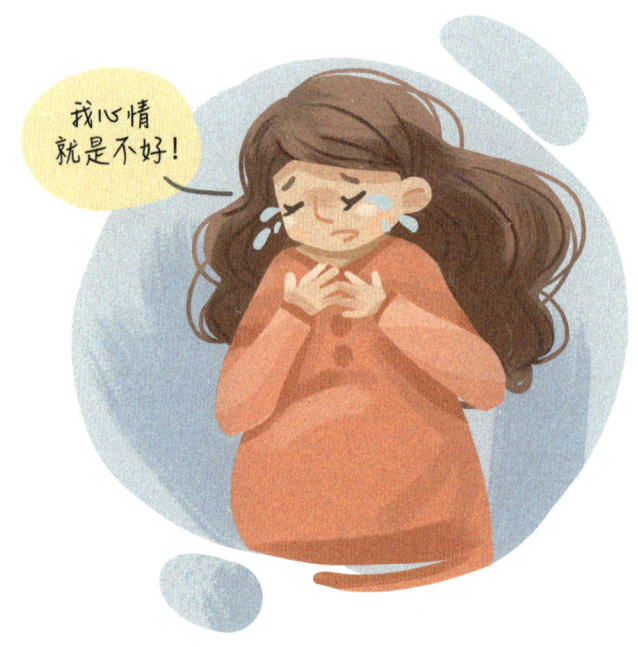

从生物学角度分析，抑郁症增加胰岛素抵抗，进而增加了患糖尿病的风险。合并抑郁的糖尿病患者在健康自我管理中存在困难，从而导致血糖控制困难。高血糖也可以通过血脑屏障损伤与记忆和情绪调节有关的脑区，从而合并或加重抑郁症的风险。

从社会心理学分析，妊娠期糖尿病对于围产期女性而言，常常是一件生活应激事件，对情绪和生活质量有负面影响。

第三章 治疗篇

📖 定期做量表，情况发现早

在《孕产妇心理健康管理专家共识（2019年）》中提到在孕早期（13^{+6}周前）、孕中期（$14 \sim 27^{+6}$周）、孕晚期（28周及以后）和产后42天分别进行孕产妇心理健康筛查。孕产期全周期更全面的心理筛查有利于加强孕产妇的心理健康关注和干预，有可能改善妊娠结局。医生在诊疗过程中可以通过如下几个方法进行筛查：① 通过询问病史了解既往史、个人史、家族史和心理状况，如询问既往是否有抑郁症病史；进行主观情绪评分，如以情绪最低为0分，最满意的情绪为100分，目前评分为多少分？若主观评分低于50分，需关注抑郁情绪；自杀风险评估，如是否想过死了会更好或者希望自己死了？如果存在自杀观念，需关注抑郁症状；如果既往存在自杀未遂或者自杀家族史，也是需要关注抑郁风险。② 可以通过心理健康筛查工具，一般常用的情绪筛查工具可选择自评量表，孕妇可以通过自主答题，根据总分超过界值分来定义可疑或显著抑郁症状。如果医疗团队中有精神科或心理医学科医生，可以通过精神检查或诊断性访谈工具（包括CIDI、MINI和SCID）确定诊断或纳入研究。

孕产妇可以根据自评量表进行心理健康监测。目前孕产期心理健康中焦虑、抑郁是最常见的情绪问题。常用的筛查工具包括：患者健康问卷（patient health questionnaire，PHQ-9）、抑郁自评量表(self-rating depression scale，SDS)、抑郁焦虑量表(self-rating anxiety scale，SAS)、医院焦虑抑郁量表（hospital anxiety and depression scale，HADS）等。

以 PHQ-9 为例，总分高于 5 分提示可疑存在抑郁症状，总分高于 15 分为抑郁可能性大，具体症状条目见表 30。在临床工作中，大于 15 分的孕产妇建议转诊精神 / 心理科，进行诊断和早期干预。产后抑郁的筛查工具常用的是爱丁堡产后抑郁量表（Edinburgh postnatal depression scale，EPDS）（表 31）目前的研究中，界值分有 10 分、13 分和 15 分，均有信效度研究结果。

表 30　患者健康问卷（PHQ-9）

	完全没有	有时	超过一半天数	几乎每日
1. 没有兴趣做事情或做事情没有乐趣	0	1	2	3
2. 感到情绪低落、沮丧，或者生活没有希望	0	1	2	3
3. 难入睡，或易醒，或睡得过多	0	1	2	3
4. 感到疲倦或没有精力	0	1	2	3
5. 胃口差或吃得过多	0	1	2	3
6. 觉得自己很差，或是失败者，或让自己和家人失望	0	1	2	3
7. 很难集中注意力，如看报纸或看电视	0	1	2	3
8. 别人注意到你的行动或说话很缓慢，或相反，你变得比平日更心烦、坐立不安、静不下来	0	1	2	3
9. 有过"还不如死了好"或以某种方式伤害自己的想法	0	1	2	3

第三章 治疗篇

表31 爱丁堡产后抑郁量表（EPDS）

	大部分时间	有时候	不经常	完全没有
1. 我能看到事情有趣的一面，并笑得开心	0	1	2	3
2. 我欣然期待未来的一切	0	1	2	3
3. 当事情出错时，我会不必要地责备自己	3	2	1	0
4. 我无缘无故感到焦虑和担心	3	2	1	0
5. 我无缘无故感到害怕和惊慌	3	2	1	0
6. 很多事情冲着我而来，使我透不过气	3	2	1	0
7. 我很不开心，以至失眠	3	2	1	0
8. 我感到难过和悲伤	3	2	1	0
9. 我不开心到哭泣	3	2	1	0
10. 我想过要伤害自己	3	2	1	0

发现抑郁不要慌，积极干预有办法

1. 积极应对，心理干预来帮忙

首先，通过心理筛查发现孕期或产后可疑抑郁，不要慌张和着急。我们可以从以下两方面来理解：一方面，根据既往研究结果，孕期抑郁筛查结果阳性率为"倒抛物线"特征，即在孕早期和孕晚期筛查抑郁阳性率较高，而孕中期筛查阳性率较低，因此可以理解为孕产期出现抑郁症状并非持续存在的；另一方面，心理筛查量表是有局限性的，生理症状（如失眠、食欲下降）是孕产期常见的躯体不适，尤其在孕早期食欲

改变是最常见的症状,从而导致 PHQ-9 筛查结果阳性率升高。

其次,若心理筛查结果分值较高,如 PHQ-9 总分大于 10 分,可以考虑积极应对或心理咨询。积极应对方式包括:①放松练习,如音乐放松、肌肉放松和冥想等;②感受大自然的力量,建议每日在户外活动半小时,感受蓝天、白云和飞鸟等,如果患者擅长画画,也可以将每日看到最美的风景画下来;③"饼干罐子":与丈夫一起,将过去美好的经历写下来,一件事情写一张便签,像一块块饼干一样,放在空罐子里,也可以将自己想做的事情写到便签上,储存在罐子里。当遇到不开心的时候从储存的罐子里取出来分享。

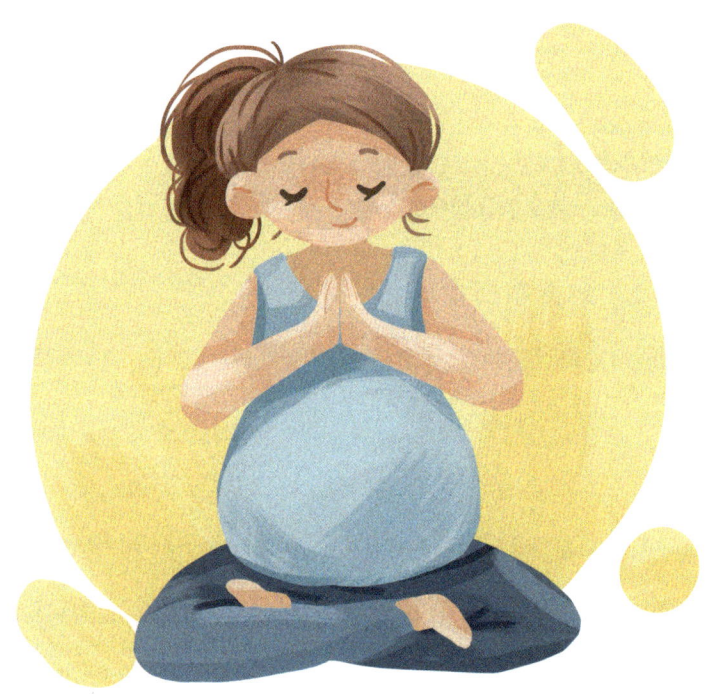

第三章　治疗篇

然后，睡眠紊乱常与抑郁、焦虑共病，也可能是情感障碍的前驱症状。有研究表明，改善妊娠晚期失眠，有可能对产后抑郁有积极作用。失眠的认知行为治疗包括：①除了睡觉外，不要在床上做与睡眠无关的活动。建议避免躺在床上看书、看电视和听广播等。②卧床超过30分钟仍不能入睡，建议离开床，做一些放松的事情，感到有困意后再回到床上睡眠。③坚持按时起床。④避免白天在沙发上打盹，如果需要午睡也尽量在床上睡眠。控制午睡时间不超过半小时。⑤保持睡眠前的仪式，如果睡前有事情要处理，可以把事情写在纸或本子上，将纸或本子放在抽屉里，将事情暂时放到明天处理。⑥适度的运动也会有助于改善睡眠，但避免在睡前2个小时内做剧烈运动。

最后，目前心理治疗中，常用的是认知行为治疗。个体咨询和团体治疗均能对改善症状有较好的效果。生物反馈治疗、重复经颅磁刺激治疗（rTMS）等物理治疗，也可以在一定程度上缓解和减轻抑郁症状。

2. 关注风险，药物治疗保安全

当抑郁症状严重，甚至出现自杀观念或自杀计划时，需要考虑进行药物治疗或者无抽搐电休克治疗（MECT）。

抗抑郁药是改善抑郁症状最常用的方法，然而由于目前缺乏随机对照研究证实抗抑郁药在孕期使用的安全性，需要谨慎使用抗抑郁药。产后抑郁的治疗中，目前乳汁中可测量出药物，故不支持服药期间保持母乳喂养，详见表32。

表32 产后抑郁常用抗抑郁药治疗原则

药物	起始剂量	最高剂量	不良反应	注意事项	孕产妇服用注意
SSRIs					
舍曲林	25 mg	200 mg	恶心、口干、稀便、消化不良；厌食、失眠、多汗	半衰期为24小时，故剂量调整间隔不应短于1周	孕期服用可能会出现新生儿并发症，延长住院时间、呼吸支持和管饲 婴儿在妊娠后期暴露于选择性5-羟色胺再摄取抑制剂，可能会增加新生儿持续性肺动脉高压，发生率为1‰
帕罗西汀	20 mg	60 mg	口干、恶心、便秘、头痛、乏力、失眠、性功能障碍	禁止与MAOI联用；慎用于闭角型青光眼、癫痫或躁狂史	哺乳期服用，可经母乳分泌，哺乳期妇女慎用
氟西汀	20 mg	60 mg	较轻，大剂量时耐受性较好；长时间服用可见食欲减退或性功能下降	禁止与MAOI联用	哺乳期服用，可经母乳分泌，哺乳期妇女慎用
西酞普兰	20 mg	40 mg	较轻，短暂；常见：食欲减退、恶心、口感、腹泻、便秘等；可见性欲减退、性快感缺失；少数患者可见甲状腺功能减退	禁止与MAOI联用	哺乳期服用，可经母乳分泌，哺乳期妇女慎用

（续表）

药物	起始剂量	最高剂量	不良反应	注意事项	孕产妇服用注意
SNRIs					
艾司西酞普兰	10 mg	20 mg	失眠、恶心、便秘、多汗、口干、疲劳、嗜睡等	禁止与MAOI联用	哺乳期服用，可经母乳分泌，哺乳期妇女慎用
氟伏沙明	50 mg	300 mg	转氨酶升高、心动过缓	禁止与MAOI联用	哺乳期服用，可经母乳分泌，哺乳期妇女慎用
文拉法辛	75 mg	225 mg	恶心、嗜睡、出汗、眩晕、性功能障碍、口干、头昏、便秘等	肝肾功能不全、心脏病、高血压、血液病、青光眼、甲状腺功能亢进或甲状腺功能减退、双相情感障碍、癫痫病史慎用	孕妇和哺乳期妇女慎用
度洛西汀	30 mg	120 mg	血压升高、心率下降；失眠、头痛、嗜睡等；恶心、腹泻、便秘；少见贫血、盗汗、瘙痒等；可见视物模糊	闭角型青光眼；肝功能不全者慎用	无孕产期服用的报告

四、药物治疗——控糖的最后一道防线

胰岛素治疗

胰岛素因不经过胎盘,是妊娠合并高血糖的首选药物。

理想情况下,PGDM 女性应在受孕前就开始使用胰岛素,以使妊娠初期(器官发生的关键时期)的血糖控制情况达到最佳,约 10% 的 GDM 患者需要胰岛素控制血糖,而其余 90% 可通过生活方式干预使血糖达标。

1. 胰岛素应用时机

糖尿病孕妇经饮食治疗 3～7 天后,测定 24 小时的末梢血糖(血糖轮廓试验),包括夜间血糖、三餐前 30 分钟及三餐后 2 小时血糖及尿酮体。如果空腹或餐前血糖 ≥ 5.3 毫摩尔/升,或餐后 2 小时血糖 ≥ 6.7 毫摩尔/升,或调整饮食后出现饥饿性酮症,增加热量摄入后血糖又超过妊娠期标准者,应及时加用胰岛素治疗。

2. 常用的胰岛素制剂及其特点

1)超短效人胰岛素类似物:门冬胰岛素已被国家食品药品监督管理总局批准可用于妊娠期。其特点是皮下注射起效迅速,药效维持时间短。具有最强或最佳的降低餐后血糖的作用,不易发生低血糖,用于控制餐后血糖水平或皮下胰岛素持续输入泵。

2）短效胰岛素：其特点是起效快，剂量易于调整，可静脉注射、皮下注射和肌内注射使用。静脉注射胰岛素后能使血糖迅速下降，半衰期5～6分钟；皮下注射半衰期约为2小时，因此静脉注射常用于肠外营养的患者及糖尿病高糖急症的抢救。

3）中效胰岛素：是含有鱼精蛋白、短效胰岛素和锌离子的混悬液，只能皮下注射而不能静脉使用。注射后必须在组织中蛋白酶的分解作用下，将胰岛素与鱼精蛋白分离，释放出胰岛素再发挥生物学效应。其特点是起效慢，药效持续时间长，一般用于基础胰岛素的替代。

4）长效胰岛素类似物：地特胰岛素、甘精胰岛素已经被CFDA批准应用于妊娠期，可用于控制夜间血糖和餐前血糖，与中效胰岛素相比其覆盖时间更长、胰岛素峰值更低，低血糖发生风险小且注射间隔延长。妊娠期各种常用的胰岛素制剂及其作用特点见表33。

表33 常用的胰岛素制剂、特点及用途

分类	使用方式	特点	用途
超短效人胰岛素类似物	皮下、静脉注射避免肌内注射	起效迅速，药效维持时间短，可餐前即刻注射	控制餐后血糖或用于胰岛素皮下输注泵
短效胰岛素	静脉注射、皮下注射、肌内注射	起效快，餐前注射一般需提前15～30分钟，剂量易调整	可控制餐后血糖，也可用于静脉胰岛素输注
中效胰岛素	皮下注射，避免肌内注射，不能静脉注射	起效慢，药效持续时间长，用于基础胰岛素替代	控制夜间血糖和餐前血糖
长效胰岛素类似物	皮下注射，避免肌内注射，不能静脉注射	起效慢，药效持续时间更长	控制夜间血糖和餐前血糖

3.胰岛素治疗方案

最符合生理要求的胰岛素治疗方案为：基础胰岛素联合餐前超短效或短效胰岛素。基础胰岛素的替代作用可持续 12 ~ 24 小时，而餐前胰岛素起效快，持续时间短，有利于控制餐后血糖。

根据血糖监测结果，选择个体化的胰岛素治疗方案，主要方案有以下 3 种：

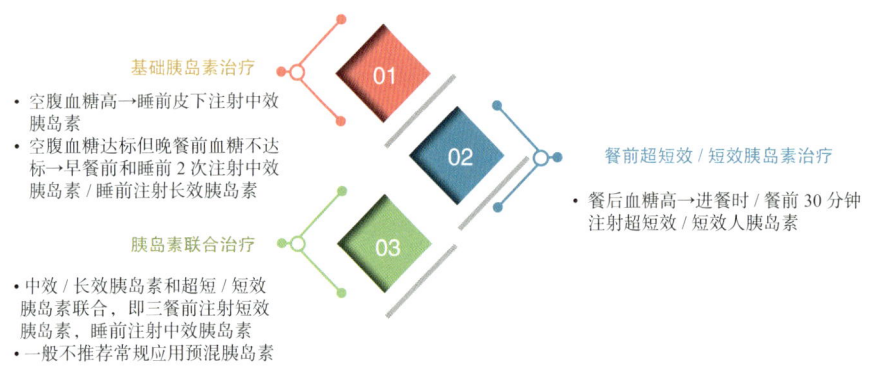

基础胰岛素治疗
- 空腹血糖高→睡前皮下注射中效胰岛素
- 空腹血糖达标但晚餐前血糖不达标→早餐前和睡前 2 次注射中效胰岛素 / 睡前注射长效胰岛素

餐前超短效 / 短效胰岛素治疗
- 餐后血糖高→进餐时 / 餐前 30 分钟注射超短效 / 短效人胰岛素

胰岛素联合治疗
- 中效 / 长效胰岛素和超短 / 短效胰岛素联合，即三餐前注射短效胰岛素，睡前注射中效胰岛素
- 一般不推荐常规应用预混胰岛素

胰岛素注射方式及部位：孕早期可选择腹部脐周 5 厘米以外区域、上臂外侧、下肢近端外侧及臀部，孕中后期可选择上臂外侧、下肢近端外侧及臀部。

第三章 治疗篇

4. 妊娠期胰岛素应用的注意事项

（1）胰岛素初始使用应从小剂量开始，PGDM 孕妇日需要总量一般为 0.3～0.8 单位/（千克·天），GDM 孕妇每次则可以从 3～6 单位起始，根据血糖逐渐调整剂量。

一般来说，日总剂量的较小部分可作为基础胰岛素（＜50%），而较大部分（＞50%）可作为餐时胰岛素，GDM 患者有相当比例只需要餐时胰岛素控制血糖。

将每日计划应用的餐时胰岛素总量分配到三餐前使用，分配原则是早餐前最多，中餐前最少，晚餐前用量居中。每次调整后观察 2～3 天判断疗效，每次以增减 2～4 单位或不超过胰岛素每日用量的 20% 为宜，直至达到血糖控制目标。

（2）胰岛素治疗期间清晨或空腹高血糖的处理：夜间胰岛素作用不足、黎明现象和 Somogyi 现象均可导致高血糖的发生。前 2 种情况必须在睡前增加基础胰岛素用量，而出现 Somogyi 现象时应减少睡前基础胰岛素的用量。

（3）妊娠过程中机体对胰岛素需求的变化：在妊娠前 3 个月，每日总的胰岛素需求量通常会下降，特别是 1 型糖尿病患者，低血糖发生风险会增加。在妊娠中期，快速增加的胰岛素抵抗需要每周或每两周增加胰岛素剂量以达到血糖目标。在妊娠晚期，一般在妊娠 32～36 周胰岛素需要量达高峰，应强调根据个体血糖监测结果，不断调整胰岛素用量。

（4）妊娠期持续皮下胰岛素输注装置（continuous subcutaneous insulin infusion，CSII）的使用。

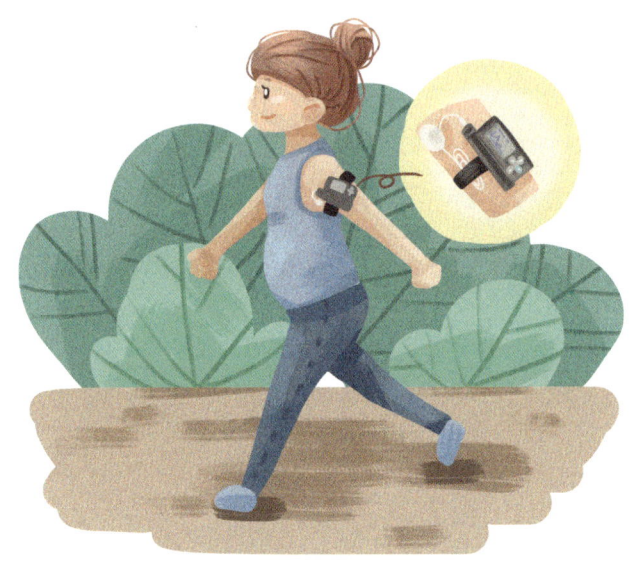

部分临床医生选择使用CSII，以便在妊娠期获得最佳血糖控制。但是，目前并没有研究显示CSII在血糖控制和妊娠结局方面较胰岛素每日多次皮下注射（multiple daily injections，MDI）更有优势，而CSII导管意外脱落、管道阻塞、设备电力不足等因素可能引起DKA的风险增加可能给母亲及胎儿带来危险。因此，并不推荐用CSII替代MDI，尤其不推荐在孕期初次安装CSII。

因为在使用CSII过渡期有发生DKA和（或）严重低血糖症或高血糖的风险，所以尽量避免在妊娠期开始胰岛素泵治疗。但如果考虑采用胰岛素泵治疗，应在妊娠前开始使用，并预留充裕的时间在孕前进行培训、适应胰岛素泵的应用和解决问题。

对于妊娠前就已开始使用并熟练掌握CSII技术且有效控制血糖的患者，则不需要停用该疗法。

第三章 治疗篇

📖 口服降糖药

目前，口服降糖药物二甲双胍在 GDM 孕妇中应用的安全性和有效性不断被证实，但是它可通过胎盘，且有报道其在脐血中的浓度甚至可能超过母体血液中的浓度。根据 2015 年发表在 BMJ 的一篇大型荟萃分析文章介绍，它可以减少孕期胰岛素用量，降低巨大儿、新生儿低血糖、母体低血糖的风险，但可能轻微增加早产的风险，一般适用于胰岛素剂量较大但血糖仍然控制不达标的患者及一些特殊患者（如胰岛素过敏、胰岛素严重抵抗患者）。而相反，格列本脲既往认为因其不通过胎盘，可作为孕期糖尿病用药的备选，但近期的研究证实它可以通过胎盘，且荟萃分析证实其增加子代巨大儿及低血糖的风险，因此它的围产期获益证据较二甲双胍少。然而，两种药物长期的安全性数据暂时缺乏。目前，包括二甲双胍在内的所有口服降糖药均未在说明书中纳入妊娠期的注册适应证。

我国指南推荐由于各种原因不能单纯应用胰岛素的孕妇，可考虑选择加用二甲双胍，但需向患者充分交代利弊，建议获取书面知情同意书后方可考虑使用。

有研究提出，若 2 型糖尿病患者在口服二甲双胍时妊娠，则可以在孕 8～12 周内继续应用二甲双胍。乳汁中二甲双胍的浓度约为血液中的 5%，剂量较低认为无药理学作用，且二甲双胍并不会刺激胎儿胰腺分泌胰岛素，使其安全性得到保证。产后如有必要，可以重新恢复二甲双胍的使用。

然而总体来讲，无论是孕期还是哺乳期的口服降糖药物的使用，均需取得患者及家属的充分知情同意。

阿司匹林的应用

因 PGDM 患者的孕期先兆子痫和子痫的风险明显增加，自 2018 年至今的 ADA 指南推荐 PGDM 患者孕 12 周后小剂量应用阿司匹林（60～150 毫克，通常为 80 毫克/天）以预防先兆子痫。但目前国内尚无阿司匹林常规应用的推荐，需要权衡药物本身的风险与获益的利弊。

第三章 治疗篇

五、妊娠不适莫烦恼，中医药膳轻松调

将中医药理论应用到妊娠期糖尿病孕产妇的疾病综合管理中，宜听从正规中医医生的合理建议，结合妇产科、内分泌科等科室医生的产检、随诊意见，争取在孕期、产后使机体达到阴阳平衡、气血调和的状态。

自我疾病管理和中医养生保健的要点即认清自身体质、辨证养护，尽量以药食同源的方法，把握药食的性味、归经、功效等，以"虚则补之、实则泻之""寒者热之、热者寒之"等为原则，减缓病证及改善体质，发挥中医药特色优势。

糖尿病属于中医学"消渴病"范畴，本病的发生主要与"体质虚""吃太多""运动少""情绪差"等密切相关，例如孕妇存在先天禀赋不足（自小体质虚弱或家族中多位直系亲属患糖尿病）、长期嗜好吃甜腻厚味、肥胖懒动、过量饮酒、情绪急躁、抑郁或经历重大精神刺激等因素。中医学认为，上述不利因素可致使机体火热内生，阴津渐耗，伤及脏腑，发展为消渴病。孕期女性体质为阴血偏虚、易生内热，特别是高龄产妇或糖尿病家族史者，是消渴病的易发人群。阴虚是消渴病的病本，随着病程进展，妊娠期糖尿病女性还常出现气虚证；诸多并发症的形成常与血瘀、湿邪等病理产物在人体蓄积有关。消渴病的病位与中医五脏功能失调均相关，特别是肾脏。另外，孕期由于胎儿逐渐增大，胎气上逆，孕妇除阴血偏虚外，常伴脾胃失和表现。因此临床上妊娠期糖尿病女性常见消化不良、便秘、湿疹、水肿、失眠、产后乳汁不足、产后关节痛等病证。

妊娠期糖尿病管理手册

妊娠期糖尿病的常见中医辨证分型及中医药膳养护

1. 肺胃燥热证

口干渴，体型偏瘦，易饥饿；多饮，尿频量多，尿色偏黄；舌红少苔等。

（1）药膳推荐

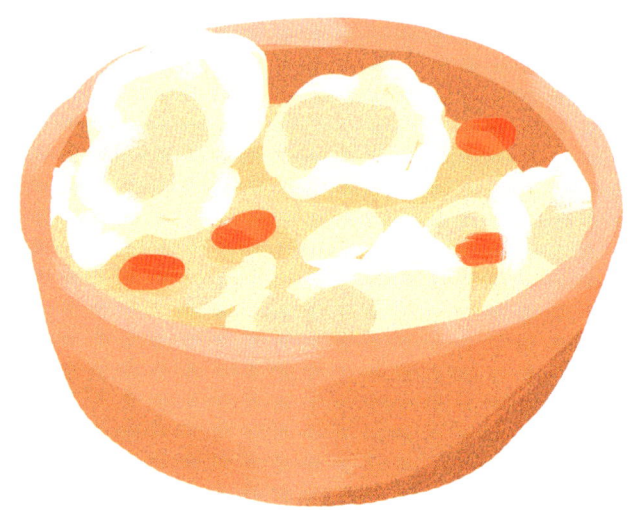

① 银耳麦冬玉竹汤：银耳15克、麦冬20克、玉竹20克。银耳泡发，砂锅煮汤，每次200毫升，每日2次。该汤具有养阴清热、滋润肺胃、润燥生津的功效。

② 白皮煲兔肉：桑白皮50～100克、兔肉500～800克，共同煮熟，按每餐定量，取食肉饮汤。该汤具有清热止渴、补虚润肺的功效。

第三章 治疗篇

（2）日常饮食注意

① 日常饮食宜甘凉滋润、生津养阴。

② 推荐药食：燕窝、银耳、枸杞子、阿胶、西洋参、鸭肉、猪肉、鸡蛋、牛奶、甲鱼、蹄筋、蘑菇、梨、橙子、柚子。

③ 忌食：羊肉、狗肉、荔枝、辣椒、胡椒、花椒、肉苁蓉、白酒等燥热上火食物，避免煎炸熏烤食物。

2. 脾胃气虚证

口渴易饥饿，大便稀溏；或精神倦怠，面色萎黄，乏力懒动，活动后气短；舌淡有齿痕，舌苔白。

（1）药膳推荐

① 参杞炒海参：发海参 300 克、党参 10 克、枸杞 10～15 克，海参和葱段翻炒；水煎党参取药汁、枸杞子蒸熟成浓汁，再共同翻炒，取适量食材食用。此药膳具有健脾益气、滋阴养血的功效。

② 黄芪山药汤：山药 20 克、生地 30 克、山茱肉（山茱萸）15 克、生黄芪 15 克，砂锅炖煮出汤汁饮用，每次 150 毫升，每日 2 次，疗程 10 天至 2 周。该汤具有平补脾肾、益气养阴的功效。（山药含可溶性纤维，延缓食物的胃内排空，辅助控制餐后血糖，虽山药含淀粉，但药膳处方中少量食用的热量可忽略）。

③ 芡实羊肉羹：芡实粉 50 克、羊肉 150 克，羊肉清炖后，加盐、葱花，边搅拌边下芡实粉成羹，适量食用。具有补肾健脾、温阳固精的功效。

④ 党参 10 克加入汽锅鸡、黄精 10～15 克炖瘦肉，桑葚子或黄芪片 15～20 克加入膳食煲汤。

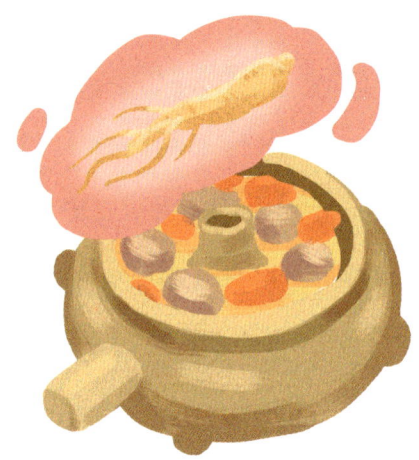

（2）日常饮食注意

① 孕妇如果工作劳累，出现乏力、疲倦，或伴自汗口干，可配合黄芪片、西洋参、枸杞子泡水代茶饮。口干渴明显者，配合选择五汁饮，即藕、梨、荸荠、鲜芦根各200克，麦冬50克，捣烂榨汁，温煮分次服用。具有养阴生津清热功效。

② 忌食生冷、苦寒之物，如田螺、螃蟹、西瓜、绿豆、苦瓜等。

3. 肝肾阴虚证

口渴多饮，五心烦热，头晕乏力；腰膝酸软，耳鸣失眠，可伴盗汗；尿频量多，尿色浑浊，口干舌燥；舌红少苔，脉细数。

膳食推荐如下：

① 小母鸡1只、枸杞子15克，小火炖煮，适量食用。

② 鳕鱼片适量、枸杞子50克，火炖煮烂，食用鱼肉。

③ 兔肉1000克、黑芝麻30克，黑芝麻炒熟配兔肉卤汁，食用佐餐。

第三章 治疗篇

4. 阴阳两虚证

如消渴病日久,随病程逐渐加长,阴虚和气虚渐进加重,形成阴阳两虚证,临床常见于糖尿病病史长者,可能合并甲状腺功能减退、肾病等。孕产妇怕冷畏寒、腰膝酸软、口干舌燥、手足心热、大便稀溏、舌淡苔白,脉沉细无力。

膳食推荐:菟丝子30克、枸杞子20克、覆盆子10克,煮汁,辅助配合佐餐;或枸杞子15～20克、党参10克、鸽子1只,烹调食用。

针对相关病证的膳食调理

1. 湿疹

糖尿病孕妇湿疹可以发生在妊娠期的任何阶段,中医认为湿疹发病与感受湿邪外侵、脾虚水湿内生、阴血不足使肌肤失养等有关。血糖控制良好将有利于皮疹的发生与控制。

建议注意以下方面:

① 清淡饮食,食用新鲜蔬菜、高纤维食物;

② 增加排便次数,改善肠道功能,消除便秘;

③ 忌食性味温燥的食物,如辣椒、大蒜、芥末、胡椒等;

④ 巧克力、奶油等甜腻食物和腌制食物也应少食,同时忌酒;

⑤ 瘙痒严重影响睡眠者,建议在正规中医的辨证指导下,配合中医中药内服和外用辅助治疗、缓解症状。

中医辨证认识湿疹,大体分为干性湿疹、湿性湿疹。

干性湿疹

中医称为"痒风"。
与消渴病导致的血分有热、气血虚弱、肌肤失养，或血虚生风、不得外泄有关。
孕妇体质多阴血不足、血热生燥，表现为皮肤干燥、粗糙、皮疹红痒脱皮，甚至皮肤干裂出血，瘙痒明显，口干、毛发干枯、大便干燥等。
中医治疗宜养血润燥、凉血止痒。中医常选用滋燥养营汤加味，配伍地肤子、旱莲草、荆芥、桑白皮等。中药处方内服同时，可煎煮药汁外洗。
常用外洗中药有当归、生地、白芍、萆薢、黄柏、茯苓、通草、地肤子等；配合润肤乳缓解皮肤干燥。
皮肤干裂出血者配伍紫草、白茅根、侧柏叶外洗。

湿性湿疹

表现为皮疹潮红瘙痒，甚至发生水泡渗液，身体困重疲倦，口黏、多汗、大便黏腻、舌苔厚腻等。属于湿邪蓄积、脾虚失运之证。
中医常用当归拈痛汤加减、除湿胃苓汤加减等；外用方常选防风、苍术、黄柏、当归、黄芩、苦参、白术、茯苓、陈皮、猪苓、通草、白鲜皮等煎汤外洗；可单用鸡矢藤50～60克煎汤外洗或马齿苋鲜品50克捣碎外敷或煎汤外洗。
日常食药可选丝瓜叶、苋菜粥、豌豆苗。

2.腹胀及消化不良

妊娠期糖尿病孕妇部分合并胃肠病变，出现腹胀、大便不畅或腹泻等表现。中医辨证认为与脾胃气虚、脾胃失和、肝气郁结等有关，临床常见中医证型有以下两种。

脾胃虚弱、胃气上逆

表现：精神疲倦、懒动思睡，甚至恶心欲呕吐，口淡无味，舌淡苔白，脉滑无力。治以健脾和胃、降逆止呕。

常用中药：党参、白术、甘草、陈皮、苏梗、砂仁、生姜。

膳食推荐：

腹胀、食欲不振者，可配合砂仁鸡内金粥：鸡内金5～8克，砂仁2克，陈皮15克，神曲5克，以上研碎，加粳米50克，煮熟食用。本方有健脾消食、行气化湿消胀功效。

若出现饮食积滞、口气酸腐者，可选用生麦芽、炒神曲、陈皮、鸡内金各6～10克煮水服用；腹胀明显者，配合苏梗和佛手各6克，茉莉花2～3克冲泡代茶饮。

肝胃不和、痰热内扰

表现：嗳气胸闷、情绪不畅、头胀晕、口苦有痰、腹胀、易反酸、失眠等；舌苔黄腻。治以行气和胃、清热化痰。

常用中药：苏梗、陈皮、黄芩、竹茹、佛手、旋覆花、黄连等。

膳食推荐：

① 菠菜猪肝黄花汤：菠菜150克，猪肝200克，黄花菜25克，葱花和食盐各适量。佐餐食用，可养血行气、健脾养肝、清热利湿，利于缓解腹胀、消化不良。

② 腹胀明显者：苏梗、佛手、砂仁、陈皮、神曲各3～5克，煮水代茶饮。

此类情况建议少食肥甘黏腻之品，如肥肉、奶油、鳗鱼、油炸食物、蟹黄、鱼籽等；少食收敛酸涩之品，如乌梅、石榴、酸枣、李子、青梅、杨梅等。

3. 水肿

妊娠期糖尿病孕妇发生肢体及颜面、眼睑等部位水肿者称为"子肿"。中医病因病机主要与脾肾阳虚、水湿不运有关。临床辨证分型多分为脾虚证、肾虚证、气滞证；治则治法分别以健脾利水、温肾行水、理气化湿为主；同时按照"治病与安胎"并举的原则，兼顾加用养血安胎之品。选药方面，慎用性味温燥、过于寒凉滑利的药食，防止伤胎。

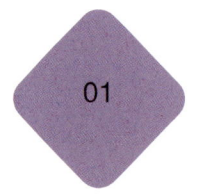

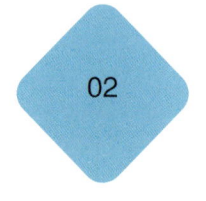

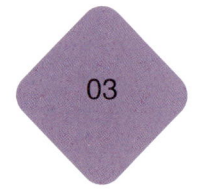

脾虚子肿

症状：面目四肢浮肿，面色萎黄，胸闷气短，食欲不振，大便稀溏。
常选中药：炒白术、茯苓、生姜皮、橘皮、砂仁、炒白扁豆、生黄芪等。

肾虚子肿

症状：下肢浮肿明显，按之深凹；气短心悸、腰酸沉重，下肢怕冷。
常选中药：桂枝、生姜、茯苓、炒白术、白芍、玉米须、杜仲、桑寄生等。

气滞子肿

症状：妊娠3～4个月后，水肿由足部逐渐发展至腿部；按之凹陷随后恢复，头晕头胀，胸闷食少、两胁发胀，舌苔腻。
常选中药：陈皮、苍术、枳壳、生姜、木瓜、紫苏叶、茯苓、炒白术等。

药膳推荐

① 芡实老鸭汤：鸭肉200克、芡实50克，炖煮食用；或芪玉汤：生黄芪30克、玉米须30克、糯稻根30克，煮水服。适用于糖尿病肾病，蛋白尿、水肿、低蛋白血症患者。

② 鲤鱼汤：鲤鱼烹调汤汁食用，具有健脾安胎、利水消肿功效。

③ 鲫鱼白扁豆粥：鲫鱼肉200克、白扁豆25克、小米30克，盐和葱花适量，煮烂食用。

④ 玉米赤小豆汁：鲜玉米颗粒40克、赤小豆30克、黑芝麻5克，少许盐；煮熟取汁食用。

⑤ 鲤鱼药膳汤：选用鲤鱼、炒白术、生姜、白芍、当归、茯苓、黄花菜以药膳调理；下肢浮肿合并血管病变者、下肢发凉者加少量桂枝辅助温通血脉。

⑥ 黄花菜：黄花菜功效有清热利尿、解毒消肿、止血除烦、养血平肝、利水通乳、利咽宽胸的功效。焯熟凉拌、炒食或入汤食均可。

第三章 治疗篇

4. 失眠

失眠在中医学中又称"不寐""不得卧",常伴头痛、眩晕、心悸等症状。中医古籍中记载"胃不和则卧不安""虚劳虚烦不得眠",失眠原因常与思虑太过、血不养神、阴虚火旺、胃气不和等有关。中医辨证失眠(不寐)分为虚证、实证。

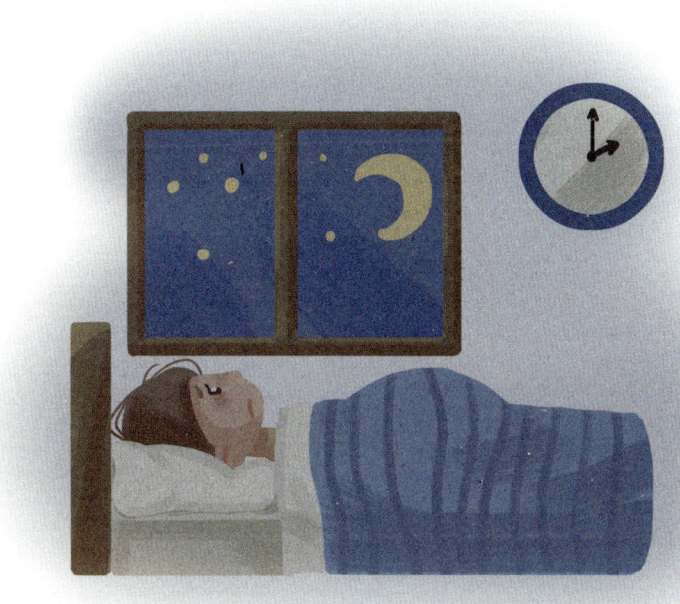

虚证失眠 （阴血不足，心神失养多见）	实证失眠 （多与脾胃食积、痰热扰心、心肝火旺有关）
药膳调理 ① 柏子仁15克，配粳米100克，煮粥去米，饮药汁治疗。 ② 酸枣仁15～25粒、黄花菜20根，炒熟捣碎研细末，睡前服用3～5克，疗程5～7天。 ③ 桑葚子20克、百合10～20克、茉莉花3～5克，煎煮药汁或代茶饮。 ④ 生地枣仁粥：生地黄20～30克、酸枣仁30克，两药研碎加水煎煮取汁；加粳米50克煮粥食用，具有滋阴降火、养心安神功效，适合阴虚火旺型失眠。 ⑤ 其他：体乏倦怠者配合黄芪、当归、莲子肉、海参；阴虚内热者配合百合、银耳。	**药膳调理** ① 心肝火旺者推荐食用白萝卜、柑橘、芹菜、菊花；宜饮食清淡，少食肥甘厚味及辛辣刺激食物；避免浓茶、咖啡。 ② 痰热证者体胖、痰多、胸闷、心烦心悸、嗳气口苦、舌苔腻者推荐陈皮、竹茹、生麦芽、莲子心煮水服汤汁；平时可适量进食海带。

5. 便秘

孕期及产后消渴病妇女，阴血易亏虚、阴虚生内热，若进食刺激性食物，火热内生，肠道失去滋润，则大便干燥难排。如脾胃之气及肾气虚弱体质者，肠道蠕动传导之力减弱，排出大便费力，孕产妇常有便意，但大便多日难排。中医辨证认识便秘多分为阴津不足、脾虚不运两大类。对症治疗时，前者宜滋阴养血、润肠通便，后者宜健脾补肾、益气助运。另外，中医学重视肝气的疏泄对肠道排便功能的影响，因此，若孕产妇情绪急躁或抑郁，肝气郁滞，同样易发生便秘。

第三章 治疗篇

虚证　孕产妇口干、大便干结如球；排便无力或费力；皮肤干燥甚至有裂；毛发干枯稀少。治疗宜养血滋阴、益气助运。气虚不运证：选择党参、黄芪、肉苁蓉、白术入药食煲汤。阴血亏虚者：选择桑葚子、黑芝麻、枸杞子、菠菜、桃子、松子、当归等入膳食配方

常用药膳：
① 苏子麻仁粥：火麻仁、紫苏子各 30～40 克，烘干打成细粉，少量热水搅匀，取药汁与粳米 50 克共煮分次服用缓解消渴病大便干燥。
② 胃脘或腹部怕凉、排便无力属阳虚证者：松子仁配粳米粥；选肉苁蓉、黄芪入膳食煲汤配方。
③ 气阴两虚证推荐：瘦猪肉 200 克、黄精 50 克、枸杞子 20 克，常规炖煮食用，吃肉喝汤。或百合 20 克、太子参 20 克、银耳 20 克，砂锅煮 30 分钟，取汁饮用。

实证　孕产妇腹胀、大便干燥秘结；急躁心烦；口干苦甚至口疮。对症治疗宜清热祛火通便、顺气导滞

① 胃肠积热：绞股蓝 6 克、决明子 15～20 克冲泡茶饮，疗程 3～5 天。
② 蒲公英干品 30～50 克/鲜品 60～90 克，鲜品煮 20 分钟，干品煮 30 分钟，水煎至 100～150 毫升，每日 1 剂。
③ 清热通便膳食：空心菜 200 克、马蹄 10 个，煮汤。
④ 日常选用红薯叶炒食辅助排便。
⑤ 日常防护：多饮水、避免食物过于精细，推荐富含纤维素蔬果及粗粮如圆白菜、芹菜、茼蒿、荸荠、空心菜、芦笋、燕麦、糙米等。
⑥ 腹胀明显、情绪不畅者，可进食萝卜；配合橘皮、苏梗、佛手片代茶饮。

▋ 6. 产后缺乳

中医学认为，产后缺乳的主要病因病机与气血虚弱、肝气郁结、痰湿阻络密切相关。

气血虚弱证：产妇乳汁少或全无、乳房无胀感；神疲乏力、面色萎黄。治疗宜补气养血通乳。膳食营养可适当补益滋养，重视补益并调和气血，补而不滞、避免上火

① 选择进食鲜藕鸡蛋汤、当归羊肉汤、黄芪片入煲汤、猪蹄通草汤等。烹饪时选择党参、黄芪、当归、通草、桔梗、熟地黄，纱布制成药包，用猪蹄煮汤或煮肉汤服用。

② 通乳丹加减：党参20克、生黄芪30克、当归15克、麦冬15克、通草6克、桔梗6克（纱布制成药包），炖煮猪蹄食用。

肝气郁结证：产妇乳汁分泌少；情绪不畅、胸胁胀闷、常叹气；食欲不振。治疗宜疏肝行气、解郁通乳

① 当归、白芍、川芎、生地黄、柴胡、青皮、漏芦、通草、王不留行、桔梗、天花粉、蒲公英等。药材分别纱布制成药包，煲汤时水煮，进食饮汤。

② 鲤鱼陈皮汤：鲤鱼肉500克、陈皮10克烹调食用肉汤。

痰湿阻络证：乳汁分泌少、乳房不胀满；体形肥胖、痰多胸闷、食欲不振或多食；大便溏稀或黏腻、舌苔腻

常选药物：苍术、陈皮、香附、通草、茯苓、路路通、枳壳、漏芦。

常用药膳：日常推荐食用佛手、金橘、丝瓜、白萝卜等；膳食推荐莴笋汤、鲫鱼茭白羹、木瓜鲫鱼汤等。

常用化痰燥湿功效的食物：扁豆、蚕豆、赤小豆、枇杷、海带、魔芋、丝瓜、冬瓜、竹笋、茼蒿、芹菜、白菜等。

7. 产后关节痛

产后关节痛中医学称为"产后痹"，是指产妇在产褥期出现肢体或关节酸楚、疼痛、麻木、沉重的症状，俗称"产后风"。

产后痹的发病原因和机制主要与"正气亏虚""外邪侵袭""瘀血阻滞""情志不畅"有关。产后妇女的体质"多虚多瘀"，即气血不足、瘀血停滞，感受风寒湿邪，依据体质差异和感受邪气的不同，产后关节痛的表现和养护也有所不同（表34）。

第三章　治疗篇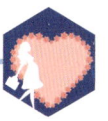

表34　产后关节痛分型、特征及中药调理

分型	特征	中药调理
体虚型	多见于体质虚弱，特别是合并产后贫血的妇女	由专业正规的中医师开具中药处方内服及外用，中成药可选择养血荣筋丸、八珍颗粒配合强骨胶囊
寒湿型	关节肿痛局部怕冷明显，关节温敷后疼痛好转	中成药可选择寒湿痹片、大活络丸等
湿热型	关节红热疼痛，怕热多汗，大便黏腻，常体胖尿黄	中成药可选用四妙丸、湿热痹颗粒等。日常饮食禁忌油腻厚味
瘀血型	产妇关节痛夜间明显，固定部位刺痛，恶露或月经暗红有血块	中成药可选择瘀血痹颗粒、小活络丸等。局部可外用当归、红花、川芎、鸡血藤、川牛膝、桑寄生等中药煎煮后外用药液泡洗关节。日常避免久卧不动，配合适当锻炼，利于人体气血运行
肾虚型	多见于高龄产妇及骨质疏松产妇，除四肢关节疼痛外，常合并腰疼、足跟痛、耳鸣脱发等	中成药可选用强骨胶囊、仙灵骨葆胶囊、知柏地黄丸等。此类体质的产妇还可应用盐炒杜仲、川续断、桑寄生、怀牛膝、千年健等中药煎煮后外用药液泡洗关节

小贴士

体虚型和寒湿型这两种病证，日常要格外注意休息、关节防风保暖。局部可外用伸筋草、鸡血藤、杜仲、木瓜、桂枝等中药煎煮后外用药液泡洗关节。针对头颈部怕风拘紧明显、易伴头痛的产妇，可将中药川芎、葛根各300～500克，研碎为颗粒装入枕芯作为药枕辅助治疗。建议在正规专业中医师的指导下结合哺乳需求来应用药物。

药膳推荐

① 薏苡仁豆豉汁：薏苡仁 100～150 克、薄荷 10 克、荆芥 10 克、豆豉 30～50 克、赤小豆 30 克、通草 10 克。本方功效健脾除湿、散风通痹，利于减轻周身关节疼痛、屈伸不利。

② 生地山萸汁：生地黄 15 克、山茱萸 10 克、酒黄精 15 克、薏苡仁 50～80 克、苍术 10 克、通草 10 克。本方除利于缓解关节肿胀疼痛外，有助于糖尿病产妇缓解产后口渴、腰疼、疲倦。

以上两方，煎汤滤渣取汁产后服用，每次 100 毫升，每日 2 次，疗程 1～2 周。或用纱布将上药缝制药包，日常饮食煲汤时同时煎煮，服用其食材汤汁。

总之，疾病管理及中医自我养护应注意药物、药膳的食用事项，建议疗程不超过 2 周，定期请正规中医师随诊。

第三章 治疗篇

六、妊娠期监测——控糖，但不仅仅是控糖

自我管理——学做"控糖小能手"

妊娠期糖尿病的治疗方案涉及营养、运动、心理、睡眠、药物治疗等方面，治疗的效果很大限度上受到执行情况的影响，那么怎么判断执行的情况如何呢？

除了执行医生给出的医学营养治疗方案，还需要学习的是自我监测及记录控糖日记。学会自我管理，就能帮助自己和医生更快更好地判断治疗效果，提高控糖有效性。

1. 自我监测

（1）血糖

1）自我血糖监测（self-monitored blood glucose，SMBG）

① 监测工具

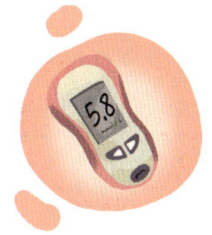 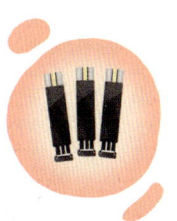 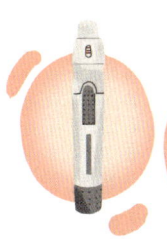 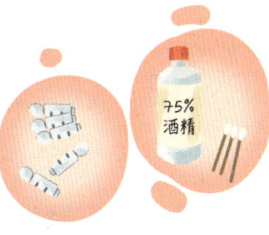

血糖仪　　　　　血糖试纸　　　　采血笔　　　消毒用品（医用酒精、消毒棉签）

妊娠期糖尿病 管理手册

② 监测方法：我国指南推荐 GDM 孕妇在诊断后行自我血糖监测并记录空腹及餐后血糖，如血糖控制良好，可以适当调整监测频率。经饮食和运动管理后，血糖控制良好者，至少每周监测 1 天空腹和三餐后血糖；经饮食和运动管理后，血糖控制不佳，需要胰岛素治疗者，至少每 2～3 天监测三餐前后血糖。推荐 PGDM 孕妇血糖控制不达标者每日行自我血糖监测并记录空腹、餐前及餐后血糖，如血糖控制良好，可以适当调整监测频率。推荐睡前胰岛素应用初期、夜间低血糖发作、增加睡前胰岛素剂量但空腹血糖仍控制不佳的情况下加测夜间血糖。具体操作步骤见图 8。

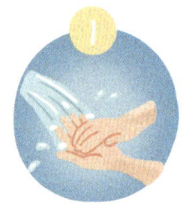

第一步：进行血糖检测前请洗净并擦干双手

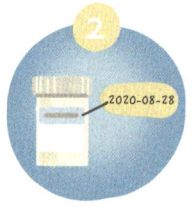

第二步：核对血糖仪与一次性检测试纸代码是否一致，检查试纸有效期

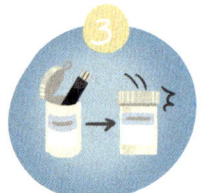

第三步：对采血部位用 75% 酒精消毒，待酒精完全挥发，从试纸筒取出一片试纸，将试纸筒盖盖严

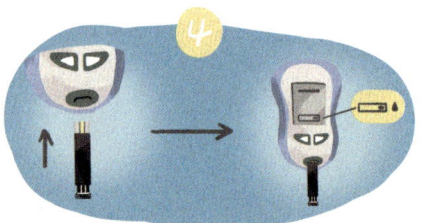

第四步：将试纸沿箭头方向插入血糖仪，直到血糖仪发出嘀音，有一个闪烁的血滴符号出现

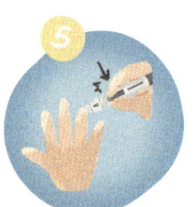

第五步：将采血笔紧贴指尖并按触发键采血，采血时应从掌根向指尖挤血

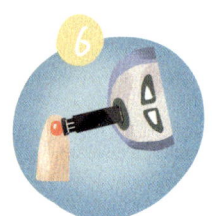

第六步：用干棉签擦掉第一滴血，采集第二滴血，应能足够一次吸满试纸的规定范围

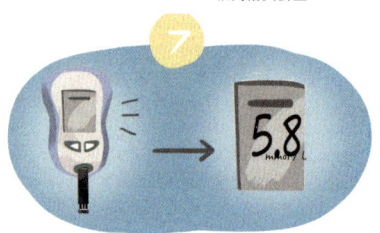

第七步：血糖仪发出嘀音并开始闪烁，倒计时结束时显示屏显示检测值

图 8　指尖血糖监测操作步骤

第三章 治疗篇

2）连续动态血糖监测（continuous glucose monitoring system，CGMS）

分为回顾性 CGM（retrospective CGM）和实时 CGM（real-time CGM）两种，妊娠合并糖尿病者一般使用回顾性 CGM。

① 监测工具：血糖传感器、扫描检测仪。

② 监测方法：通过植入皮下感应器 24 小时连续监测葡萄糖水平，具体操作步骤见图 9。

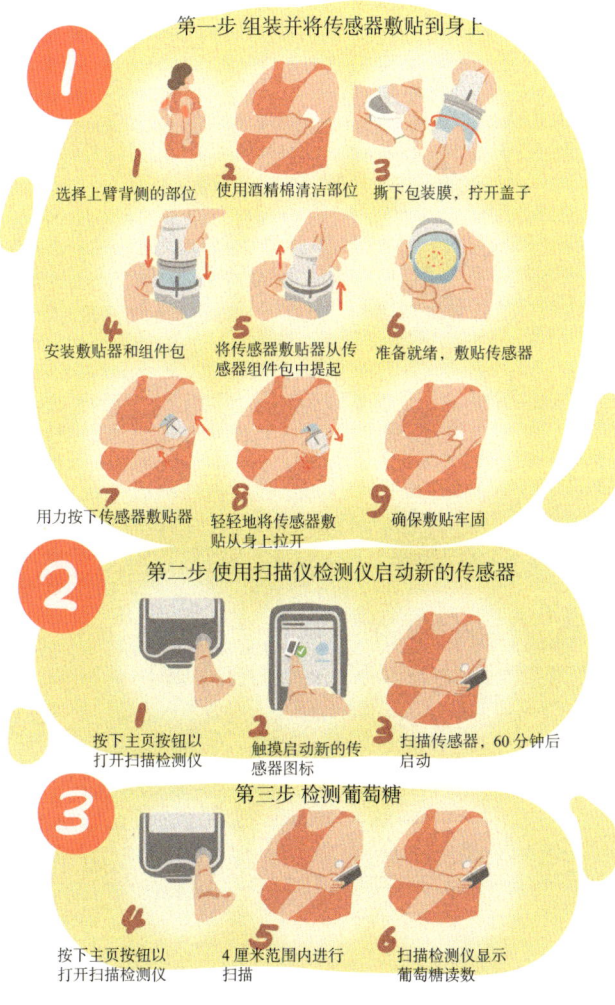

注意事项

1. 传感器防水，但不可将其带入 1 米深水中，或将其浸在水中超过 30 分钟。
2. 要获得 3 个月的完整葡萄糖图谱，需要每隔 14 天更换 1 次传感器，并至少每 8 小时扫描传感器 1 次。
3. 监测系统适用于测量 18 周岁及以上的成人组织间液中的葡萄糖水平。

图 9 连续动态血糖监测操作步骤

3）两种不同监测方式的比较见图10。

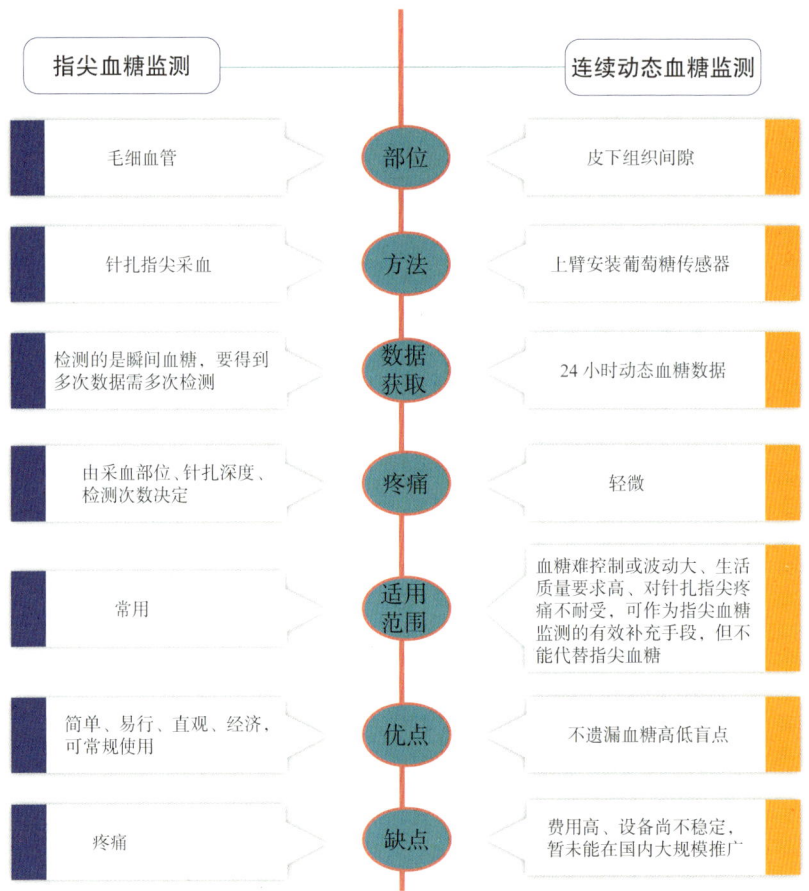

图10 两种不同监测方式对比

（2）体重

监测工具为体重秤；监测方法为每周固定时间，晨起大小便后、空腹、衣着相似状态下监测体重，并记录。

第三章 治疗篇

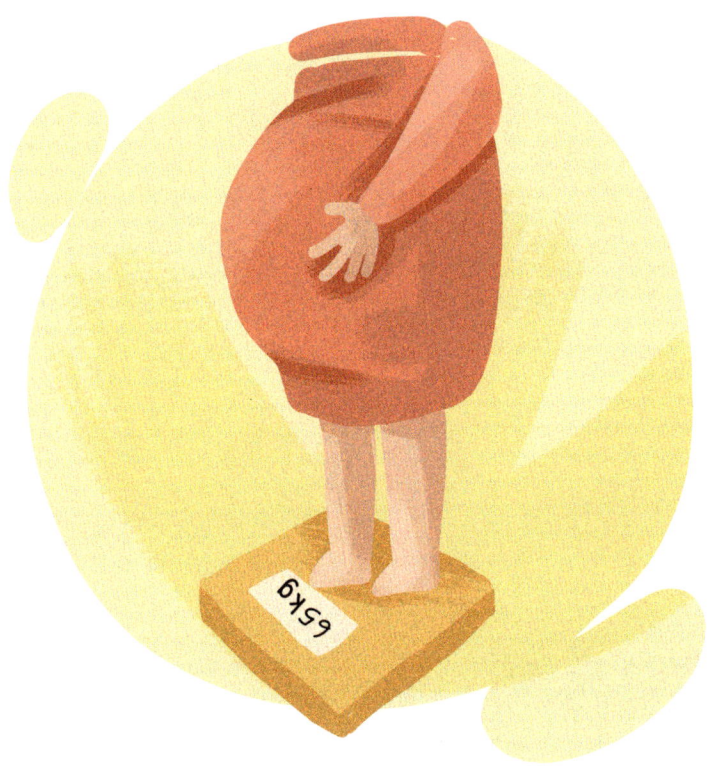

（3）酮体

血糖大于 11.1 毫摩尔/升时即推荐血酮体或尿酮体的检测，同时推荐在出现恶心、呕吐、腹痛时进行酮体的检测。

① 血酮：监测工具为血酮仪（目前有一些商用血糖监测仪同时具备血酮体检测功能）监测方法同指尖血糖。

② 酮体：监测工具为尿酮试纸；监测方法见图 11。

 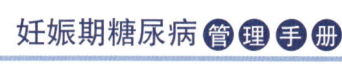

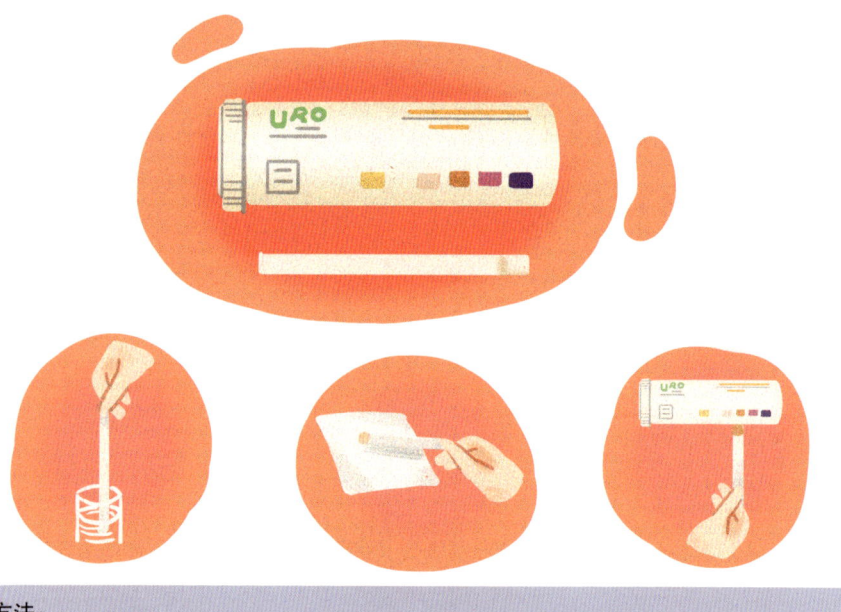

使用方法：
1. 将试剂条所有的测试区完全浸入尿液中并立即将其取出
2. 将试纸条边缘沿着样品容器口轻轻擦拭，并用滤纸条上残余尿液吸去
3. 按照规定时间将试纸条和标签的比色卡比较，记录结果

KET 60秒						
毫克/分升（毫摩尔/升）	–	5（0.5）±	15（1.5）+	40（4.0）++	80（8.0）+++	160（16）++++
酮体产生情况	未检测出脂肪消耗		酮体产生增高，脂肪消耗逐步增加		酮体产生过多，容易引起酮中毒	

图 11 尿酮试纸使用方法

2. 控糖日记

孕妇在家进行控糖治疗及进行控糖指标自我监测时，医生会建议同时进行控糖日记的记录。

（1）什么是控糖日记

将孕妇每日的控糖措施（包括饮食、运动等）、监测指标、特殊情况等进行真实的记录，就是自己的控糖日记。

（2）记录什么内容

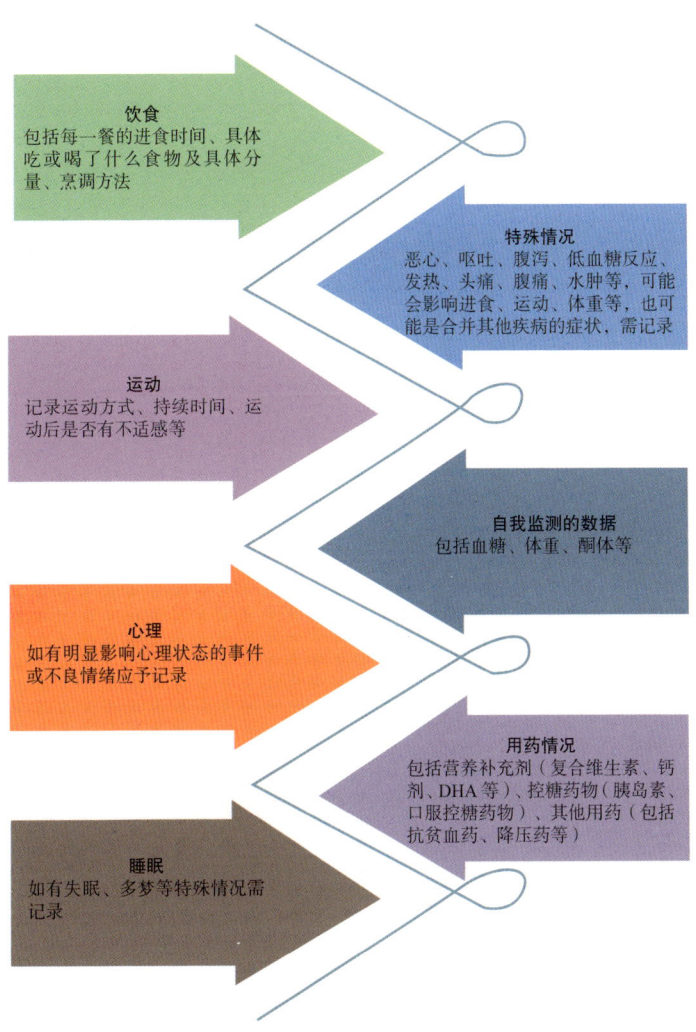

（3）如何记录？

① 使用纸质版的控糖日记表格（图12）记录。

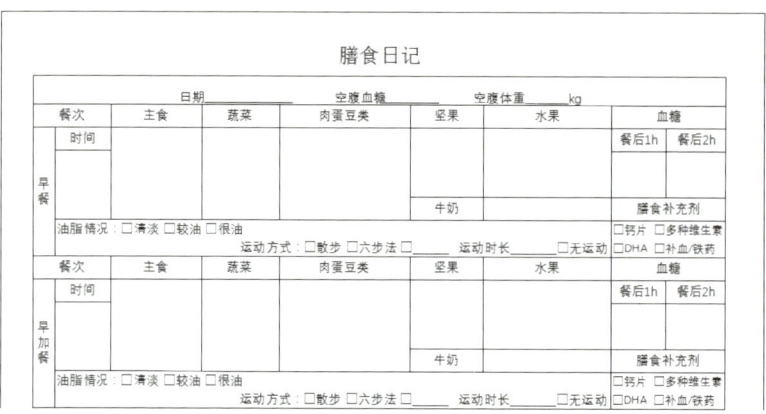

图12　控糖日记示例

② 使用移动医疗APP进行记录（图13）。

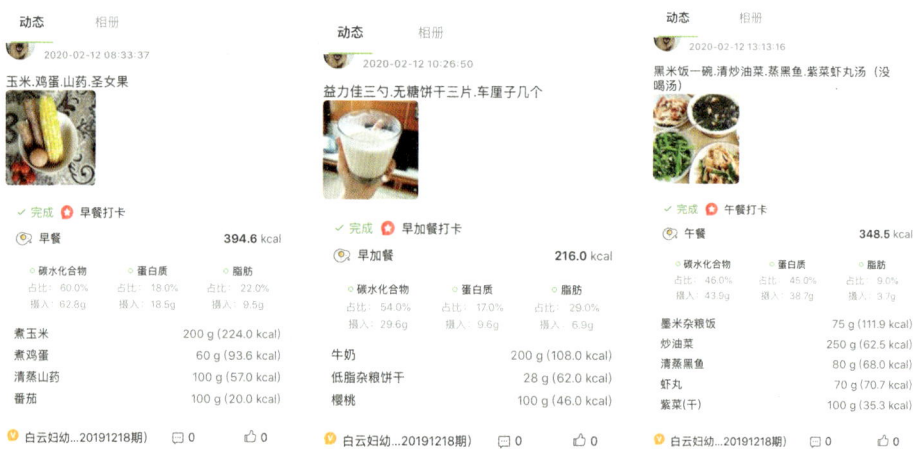

图13　使用移动医疗APP记录饮食

第三章 治疗篇

（4）控糖日记有什么作用

① 观察：加深对治疗方案的理解，观察控糖效果。

② 发现：发现无症状的低血糖及个体对食物的敏感性（即容易升高血糖的食物）。

③ 调整：帮助医生及时评估，并给予指导或调整方案

医学监测——让控糖更有效

妊娠期糖尿病女性除了要按照治疗方案控制血糖、做好自我检测之外，还要定期到医院进行血糖、孕期营养状态、并发症及胎儿宫内情况等相关指标的监测，特别要重视与妊娠期糖尿病相关的产科监护内容。

一般情况下，妊娠期糖尿病门诊的医生会建议首次就诊后复诊的时间是：1周、2周、孕28周、孕36～37周、产后及必要时。

1. 血糖指标监测

通过血糖相关指标（包括血糖、糖化血红蛋白、糖化白蛋白、酮体等）监测，了解血糖控制情况，协助制定及调整个性化的治疗方案，加强控糖效果，改善妊娠结局。

（1）血糖

1）指尖及静脉血糖监测

① 监测意义

通过监测不同时间点的血糖，了解个体的血糖变化规律，评估个体对治疗的效果，根据血糖监测结果调整饮食、运动及胰岛素治疗方案等。

② 随访管理策略

a. 空腹血糖高者，注意区分黎明现象（真性空腹血糖高）及苏木杰现象（假性空腹血糖高）（表35），避免纯碳水化合物餐、高血糖负荷餐，分餐有助于避免酮症、餐前低血糖。

表35 黎明现象和苏木杰现象对比

	黎明现象 （真性空腹血糖高）	苏木杰现象 （假性空腹血糖高）
相同点	空腹血糖高	
不同点	无夜间低血糖	夜间低血糖（凌晨2～3点）
原因	糖皮质激素、甲状腺激素、胰高血糖素等的升血糖激素分泌高峰一般出现在上午5～7时（或5～9时）	口服降糖药或胰岛素使用过量或饥饿而导致夜间低血糖反应后，机体通过负反馈调节，使胰高血糖素、生长激素、皮质醇等具有升高血糖作用的激素分泌增加，血糖出现反跳性升高
处理措施	睡前加用中效胰岛素及睡前加餐	减少睡前中效胰岛素用量及睡前加餐

b. OGTT 1小时血糖偏高者，降低正餐碳水化合物量，及早开始餐后活动，监测餐后1小时血糖（＜7.8毫摩尔/升）及2小时血糖（＜6.7毫摩尔/升）。

c. 必须安排加餐，安排在餐后3小时，补足正餐能量，必要时选择糖尿病配方肠内营养制剂。

d. 未按时进食、进食不足、运动过量或胰岛素用量过多等原因可导致低血糖反应，可表现为心悸、焦虑、出汗、饥饿感等，严重者可发生神志改变、认知障碍、抽搐和昏迷，预防措施包括严格定时定量进食、合理运动、规范胰岛素用量及随身备用包括葡萄糖等的碳水化合物类食品，一旦发生低血糖反应，立即食用。目前未制定妊娠期低血糖的定义及分类，但一般情况下随机血糖不得低于 3.3 毫摩尔 / 升。

2）连续动态血糖监测

① 监测意义

通过植入皮下感应器 24 小时连续监测葡萄糖水平，连续显示血糖随饮食、药物、运动等事件的变化，可以了解患者血糖变化的整体趋势和个体化特征，发现不易被传统监测方法所检测到的高血糖和低血糖。

可用于血糖控制不理想的 PGDM 孕妇或血糖明显异常而需要加用胰岛素的 GDM 孕妇。大多数 GDM 孕妇并不需要 CGMS，不主张将 CGMS 作为临床常规监测糖尿病孕妇血糖的手段。

② 随访管理策略

a. 帮助患者了解运动、饮食、应激、降糖治疗等导致的血糖变化，促进医患双方更有效地沟通。

b. 空腹血糖高者，如不愿进行夜间指尖及静脉血糖监测，可使用连续动态血糖监测，以区分黎明现象及苏木杰现象。

（2）糖化血红蛋白

① 监测意义

糖化血红蛋白水平与子代的先天畸形相关，并适用于评估糖尿病患者是否适合受孕及孕期血糖情况，也可作为评估糖尿病长期控制情况的指标，还可用来验证患者自我监测血糖的可靠性。

由于妊娠期红细胞更新的增加，糖化血红蛋白水平在正常妊娠期间会下降。另外,由于糖化血红蛋白代表血糖的综合水平,可能不能完全反映餐后高血糖的情况,从而增加出现巨大儿的风险。因此,虽然糖化血红蛋白作为反映长期血糖水平是有效的指标,但它应该在 SMBG 之后被用作血糖控制的第二选择。

② 随访管理策略

我国指南推荐:PGDM 孕妇在妊娠早、中、晚期至少监测 1 次糖化血红蛋白水平,可每 1～2 个月监测 1 次;GDM 孕妇首次评估要查糖化血红蛋白,经饮食和运动管理、血糖控制不佳的 GDM 孕妇每 2～3 个月监测 1 次;妊娠期无低血糖风险者糖化血红蛋白水平控制在 6% 以内为最佳,若有低血糖倾向,控制目标可适当放宽至 7% 以内。

(3)糖化白蛋白(GA)

① 监测意义

糖化白蛋白可反应患者近 2～3 周内总的血糖水平,为糖尿病患者近期病情监测的指标。

② 随访管理策略

糖化白蛋白在妊娠期间应尽可能控制在 14% 以下。但是糖化白蛋白也可能受到血白蛋白更新速度、体脂含量和甲状腺激素影响,白蛋白更新速度快,体脂含量高或甲状腺功能亢进均可以使糖化白蛋白假性偏低。

(4)尿糖

由于妊娠期间尿糖阳性并不能真正反映孕妇的血糖水平,不建议将尿糖作为妊娠期常规监测手段。

(5) 酮体

① 监测意义

酮体有助于及时发现孕妇碳水化合物或能量摄取的不足，也是早期糖尿病酮症酸中毒（diabetes mellitus ketoacidosis，DKA）的一项敏感指标，而 DKA 与胎儿的高死亡率、后代的智力和精细运动能力相关。

② 随访管理策略

患有糖尿病的孕妇出现以下情况时，应定期监测血酮体或尿酮体：

a. 不明原因恶心、呕吐、腹痛等不适。

b. 任意血糖值大于 11.1 毫摩尔 / 升。

c. DKA 治疗过程中。

酮体的检测推荐采用血清酮体，若无法检测血清酮体，可检测尿酮体。血清酮体 ≥ 3 毫摩尔 / 升或尿酮体阳性（++ 以上）为 DKA 诊断的重要标准之一。

当发现酮体阳性，而血糖正常时，则考虑饥饿性酮症可能性大，提示能量摄入不足，机体在分解脂肪产能，应及时增加食物摄入，尤其是碳水化合物的摄入，并需要考虑在增加能量摄入的同时适当增加胰岛素用量，最大限度抑制酮体生成；若出现 DKA，则按糖尿病酮症酸中毒治疗原则处理。

2. 孕期营养状态指标监测

除了监测血糖的实验室指标之外，还需要定期监测与孕期营养状态等相关的指标。

妊娠期糖尿病 管理手册

（1）体重

① 监测意义

通过监测体重改变，进行体重管理，达成适宜能量摄入的目标。

② 随访管理策略

根据孕前体形制定孕期体重增速范围，通过体重增速情况判断能量摄入是否适宜，如有异常，结合控糖日记记录的饮食、运动等情况，酮体监测，身体成分分析结果，改进能量摄入建议。

（2）身体成分分析

①监测工具

目前面向孕妇使用的基本都是生物电阻抗分析法（BIA）人体成分分析仪。

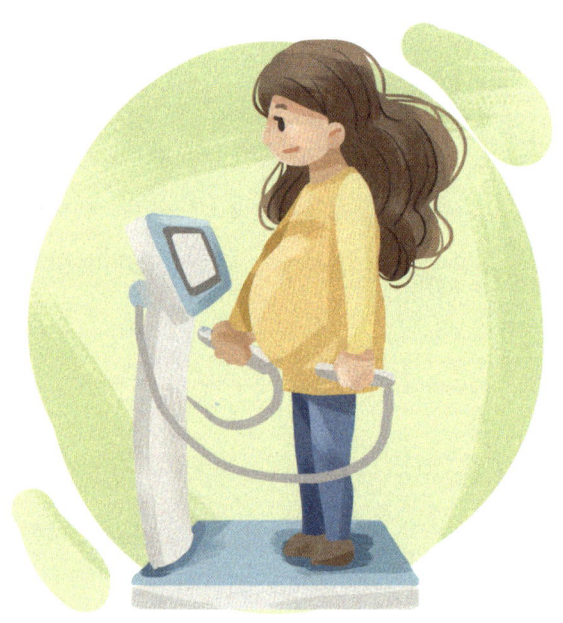

第三章　治疗篇

② 检查方法

去除身上外套、电子产品、金属饰品；脱鞋、袜；脱手套；双手掌面接触电极，双足前掌及后跟接触电极。一般在 1 分钟内即可得到检测数据。

③ 注意事项

a. 尽量空腹检测，至少检测前 2 小时禁食及检测前 30 分钟内禁水。

b. 检测前排空大小便。

c. 运动或沐浴后不宜立即检测。

d. 测试环境应保持适宜的温度（20～25℃），身体成分比较稳定。

e. 重复检测应使测试条件与上一次尽量一致，保证测试结果的一致性或可比性。

f. 检测过程中不说话，避免干扰。

g. 体内佩戴心脏起搏器等电子医疗器械或身体植入其他金属者勿进行检测。

④ 监测意义

a. 孕期：观察体重、体脂、肌肉等的变化，评估营养及运动状态，进行饮食及运动方案的调整；根据细胞外液的情况，评估是否有过多水钠潴留；根据孕期体重增长尤其是脂肪增长情况协助判断妊娠期糖尿病发生风险。

b. GDM 孕妇：根据体重、脂肪、肌肉、细胞外液等的体成分分析结果判断营养状况、分析体重改变等，协助调整饮食及运动方案。

⑤随访管理策略

a.体重快速增加：细胞外水分的过度增加，水肿，可能合并蛋白质能量营养不良；脂肪的增加提示能量摄入超标。

b.体重减轻或不增加：细胞外水分的减少，可能是营养状况改善、能量营养不良或脱水。

（3）血浆蛋白

血浆蛋白水平可反映机体蛋白质营养状况。可能的影响因素有肝脏疾病、甲状腺功能减退、氨基酸供应不足等致血浆蛋白合成不足、肾脏疾病致血浆蛋白丢失过多等。不同血浆蛋白反映蛋白质营养状态的敏感程度还受到其半衰期长短的影响。如有蛋白质营养不良的情况，则增加优质蛋白质摄入。

1）白蛋白

① 监测意义

白蛋白半衰期为18～20天。在应激状态下，人血白蛋白的水平降低，如这种低水平持续在一周以上，可表示有急性营养缺乏。

② 随访管理策略

人血白蛋白低于30克/升，临床上常出现蛋白质营养不良。

正常值：35～50克/升；轻度不足：28～34克/升；中度不足：21～27克/升；重度不足：＜21克/升。

第三章 治疗篇

2）前白蛋白（PA）

① 监测意义

前白蛋白半衰期短，2～3天，常作为评价蛋白质–能量营养不良和反映近期膳食摄入状况的敏感指标。

② 随访管理策略

正常值：0.2～0.4克/升；轻度不足：0.16～0.2克/升；中度不足：0.1～0.15克/升；重度不足：＜0.1克/升。

（4）血脂

① 监测意义

血脂随孕周逐步增加，可被解释为生理现象。然而高龄孕妇、妊娠期高血压和妊娠期糖尿病患者经常有较明显的血脂异常，因此，妊娠期糖尿病孕妇应在孕期进行血脂水平监测，并对血脂异常者进行早期干预。

孕妇高三酰甘油血症独立地增加妊娠期糖尿病、先兆子痫、妊娠期肝内胆汁淤积症、大于胎龄儿、巨大儿的风险，但可降低小于胎龄儿的风险。高密度脂蛋白水平偏低与妊娠期糖尿病和巨大儿的风险显著相关，高密度脂蛋白水平偏高则有保护作用。

② 随访管理策略

妊娠期高脂血症目前尚无明确诊断标准，只能从不同的临床研究试验中得出大致范围（表36）。

表36　不同孕周血脂水平正常参考值区间的计算结果（2.5% ~ 97.5%）

组别	TG（mmol/L）	TCH（mmol/L）	HDL（mmol/L）	LDL（mmol/L）	LDL/HDL比值	APO-A（g/L）	APO-B（g/L）
健康对照组	0.4 ~ 2.7	3.0 ~ 6.0	0.6 ~ 1.5	1.9 ~ 3.9	2.3 ~ 3.7	0.8 ~ 1.6	0.5 ~ 1.5
健康妊娠组							
孕14 ~ 20周	0.7 ~ 3.9	3.3 ~ 6.9	0.8 ~ 1.8	2.1 ~ 4.5	2.3 ~ 3.1	1.1 ~ 1.8	0.6 ~ 1.4
孕24 ~ 28周	1.7 ~ 6.3	4.3 ~ 8.3	1.0 ~ 2.1	2.7 ~ 5.1	2.2 ~ 2.9	1.2 ~ 1.9	0.9 ~ 1.8
孕37 ~ 40周	1.6 ~ 8.1	4.3 ~ 8.7	1.0 ~ 2.1	2.6 ~ 5.2	2.1 ~ 3.0	1.1 ~ 2.4	0.8 ~ 2.1

注：TG：三酰甘油；TCH：总胆固醇；HDL：高密度脂蛋白；LDL：低密度脂蛋白；APO-A：载脂蛋白A；APO-B：载脂蛋白B。

当三酰甘油≥11.3毫摩尔/升，临床极易发生急性胰腺炎；而当三酰甘油＜5.65毫摩尔/升时，发生急性胰腺炎的危险性减少。我国一项研究发现孕晚期三酰甘油＞3.528毫摩尔/升时，子痫前期的发生风险增加50%。因此，如孕妇三酰甘油＞3.528毫摩尔/升时，应注意检查其饮食中有无脂肪或能量摄入过多，并予以针对性的调整，如减少高脂食物，控制烹调油用量等。

在满足每日必需营养和总能量需要的基础上，当摄入饱和脂肪酸和反式脂肪酸的总量超过规定上限时，应该用不饱和脂肪酸来替代。高胆固醇血症者饱和脂肪酸摄入量应小于总能量的7%，反式脂肪酸摄入量应小于总能量的1%。高三酰甘油血症者更应尽可能减少每日摄入脂肪总量，每日烹调油应少于30克。脂肪摄入应优先选择富含n-3多不饱和脂肪酸的食物（如深海鱼、鱼油、植物油）。

注意配合孕妇的饮食记录，进行规范准确的膳食调查并进行评估。

进行营养治疗后 6 周内复查血脂。

（5）铁蛋白

①监测意义

能较准确地反映铁储存量，不受近期铁摄入影响，是评估铁缺乏最有效和最容易获得的指标。

②随访管理策略

铁缺乏的高危因素包括：曾患过贫血、多次妊娠、在 1 年内连续妊娠及素食等。存在高危因素的孕妇，即使血红蛋白 ≥ 110 克/升也应检查是否存在铁缺乏。建议有条件的医疗机构对所有孕妇检测血清铁蛋白。妊娠期铁缺乏按照严重程度常分为三期（表 37）。

表 37　妊娠期铁缺乏和缺铁性贫血诊治指南（2014）

检验指标	铁减少期	缺铁性红细胞生成期	缺铁性贫血期
铁蛋白	＜20 微克/升	＜20 微克/升	＜20 微克/升
转铁蛋白饱和度	正常	＜15%	＜15%
血红蛋白	正常	正常	＜110 克/升

非贫血孕妇铁蛋白＜30 微克/升即提示铁耗尽的早期，需摄入元素铁 60 毫克/天，治疗 8 周后评估疗效。但在感染时铁蛋白也会升高，可同时检测 C 反应蛋白进行鉴别。

铁蛋白＜20 微克/升，无论是否存在血红蛋白下降，均需在改善饮食（富铁饮食）之外补充铁剂。补充铁剂以口服为主，重度及极重度贫血者可注射铁剂。

③ 补铁治疗注意事项

缺铁性贫血者应补充元素铁 100～200 毫克/天，治疗 2 周后复查血红蛋白评估疗效，通常 2 周后血红蛋白上升 10 克/升，3～4 周后上升 20 克/升。缺铁性贫血在血红蛋白恢复正常后仍应继续 3～6 个月或至产后 3 个月。缺铁性贫血的孕妇如果铁蛋白＜30 微克/升，可予口服铁剂，但要观察治疗效果，以决定是否继续。建议进食前 1 小时口服铁剂，与维生素 C 共同服用，以增加吸收率。

（6）血清铁

① 监测意义

血清铁，即与转铁蛋白结合的铁。不仅取决于血清中铁的含量，还受转铁蛋白的影响。

② 随访管理策略

正常值：7～27 微摩尔/升。若孕妇＜6.5 微摩尔/升，可诊断为缺铁性贫血。妊娠期铁需求增加，铁摄入不足等原因可致血清铁下降，常见于缺铁性贫血，但在急慢性炎症和恶性肿瘤时因为铁调素的影响，也会下降。

（7）血红蛋白

① 监测意义

根据血红蛋白水平进行贫血分度，评价贫血的严重程度。

② 随访管理策略

贫血分度：轻度贫血：100～109 克/升；中度贫血：70～99 克/升；

第三章 治疗篇

重度贫血：40～69克/升；极重度贫血：＜40克/升。

除了针对贫血原因进行治疗，如血红蛋白＜70克/升，可能需要建议输血治疗。

（8）红细胞平均体积（MCV）、平均红细胞血红蛋白量（MCH）、平均红细胞血红蛋白浓度（MCHC）

① 监测意义

正常值：MCV：80～100 fL；MCH：27～34 pg；MCHC：32%～36%。根据这三项结果可进行贫血的形态学分类，可分为正常红细胞性贫血、大细胞性贫血、小细胞低色素性贫血、单纯小细胞性贫血。常见的缺铁性贫血属小细胞低色素性贫血，注意与地中海贫血鉴别；巨幼细胞贫血属大细胞性贫血。

② 随访管理策略

根据贫血的分类，进一步判断病因后进行对症治疗。

（9）叶酸

① 监测意义

胚胎的神经管在受孕后第21天开始闭合，至第28天完成闭合，如果期间母亲体内叶酸水平不足，胎儿神经管闭合可能会出现障碍，导致神经管缺陷（NTDs，如无脑、脊柱裂、脑膨出等），补充叶酸应从孕前开始。

叶酸参与血红蛋白的合成，缺乏时引起巨幼细胞贫血。

血液叶酸浓度包括血清（血浆）叶酸浓度和红细胞叶酸浓度。前者反映近期膳食叶酸摄入量，而红细胞叶酸浓度反映近3个月内的膳食叶酸摄入量。

② 随访管理策略

预防巨幼细胞贫血时，血清叶酸浓度＜68纳摩尔/升（3纳克/毫升）或红细胞叶酸浓度＜226.5纳摩尔/升（100纳克/毫升）为叶酸缺乏；预防神经管缺陷时，红细胞叶酸浓度＜906纳摩尔/升（400纳克/毫升）为叶酸缺乏。

确诊叶酸缺乏导致的巨幼细胞贫血，一般选用口服叶酸制剂，每日3次。胃肠道吸收障碍者，可肌内注射四氢叶酸钙，直至血红蛋白恢复至正常水平。

患糖尿病或服用二甲双胍的妇女，建议从可能怀孕或孕前至少3个月开始，每日增补叶酸0.8～1.0毫克，直至妊娠满3个月。对预防神经管缺陷而言，增补叶酸至妊娠满3个月已经足够。但由于叶酸对孕妇或胎儿有其他益处，中国和国外的某些学术团体建议，对具有高危因素的妇女，可每日增补叶酸0.8～1.0毫克，直至妊娠结束。医生可根据妇女的具体情况给出妊娠3个月之后的增补建议。

在建议增补叶酸的同时，应告知妇女多食用富含叶酸的食物，如绿叶蔬菜和新鲜水果；同时，养成健康的生活方式，保持合理体重，采取综合措施，降低胎儿神经管缺陷的风险。

（10）维生素 B_{12}

① 监测意义

维生素 B_{12} 有助于增加体内活性叶酸水平，降低同型半胱氨酸水平，进而有利于降低神经管缺陷的风险。在增补叶酸的基础上补充维生素 B_{12}

有助于预防神经管缺陷。

维生素 B_{12} 缺乏可引起巨幼细胞贫血。

② 随访管理策略

血清维生素 B_{12} ＜ 148 皮摩尔/升（200 纳克/升）为缺乏。

导致维生素 B_{12} 缺乏的原因一般有：

　　a. 摄入减少：全素食或动物血食物摄入减少、营养不良；

　　b. 药物的使用：二甲双胍、H_2 受体拮抗剂、PPI；

　　c. 消化道吸收异常：胃部分切除或全切手术、回肠疾病等。

加强食用富含维生素 B_{12} 食物的补充，如动物肝脏、肾脏、肉类、蛤类、蛋、牛奶、乳制品、乳酪等；更强调药物治疗，肌内注射或口服。治疗 3～4 周后监测。

（11）同型半胱氨酸

① 监测意义

多项研究显示高同型半胱氨酸血症与妊娠期糖尿病、先兆子痫等发生风险及不良结局相关。

② 随访管理策略

对于高同型半胱氨酸血症妇女，建议每日增补至少 5 毫克叶酸，直至血液同型半胱氨酸水平降至正常后再考虑受孕，且持续每日增补 5 毫克叶酸，直至妊娠满 3 个月。

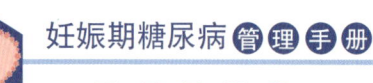

(12) 高敏 C 反应蛋白（hsCRP）

① 监测意义

高敏 C 反应蛋白是一种较敏感的炎症标志物，有研究显示高敏 C 反应蛋白的高水平与妊娠期糖尿病的发生风险相关，并可鉴别感染或铁缺乏引起的铁蛋白降低。

② 随访管理策略

孕期进行高敏 C 反应蛋白的检测对妊娠期糖尿病有一定的预测意义，可指导早期干预。

(13) 25- 羟基维生素 D[25-（OH）D]

① 监测意义

调节钙磷代谢和维护骨骼健康，促进孕期及哺乳期输送钙到子体。目前有研究显示，维生素 D 的缺乏可能增加妊娠期糖尿病、先兆子痫、早产的发生风险，补充维生素 D 可能减少小于胎龄儿的发生风险及降低子代哮喘风险。

② 随访管理策略

根据血清 25-（OH）D 浓度，可分为：严重缺乏：＜ 25 纳摩尔 / 升（10 纳克 / 毫升）；缺乏：＜ 50 纳摩尔 / 升（20 纳克 / 毫升）；不足：52 ～ 72 纳摩尔 / 升（21 ～ 29 纳克 / 毫升）；充足：≥ 75 纳摩尔 / 升（30 纳克 / 毫升），其正常值上限为 100 纳克 / 毫升；中毒风险增加：＞ 374 纳摩尔 / 升（150 纳克 / 毫升）。

预防维生素 D 缺乏的一般措施：增加日照和富含维生素 D 食物的摄

第三章 治疗篇

入是预防维生素 D 缺乏 / 不足的最经济有效的方法。通常春、夏和秋季 11:00～15:00 将面部和双上臂暴露于阳光 5～30 分钟（取决于多因素），每周 3 次即可达到预防目的。

《中国居民膳食营养素参考摄入量（2023 版）》推荐孕妇每日摄入维生素 D 400 IU。2011 年预防维生素 D 缺乏的美国内分泌学会临床实践指南中，建议孕妇每日至少补充维生素 D 600 IU。因为目前不同学会对孕期维生素 D 补充的推荐摄入量有不同，建议根据维生素 D 的检测结果进行个性化补充。

■ 3. 孕期并发症的监测

妊娠期糖尿病还需要关注妊娠期高血压、羊水过多、酮症酸中毒、感染、甲状腺功能异常等相关并发症的监测。

■ 4. 胎儿监测

胎儿监测包括通过超声、胎心监护等手段，监测胎儿发育情况、生长速度、宫内状态和成熟度等，以评估胎儿的健康状况。

（1）胎儿发育的监测

产前超声检查是了解胚胎及胎儿主要解剖结构的大体形态最常用、无创、可重复的方法，超声重点监测以下内容。

1）评估胎儿解剖结构

妊娠期糖尿病孕妇的胎儿患有先天畸形的可能性显著升高，尤其好发于胎儿器官发育期血糖控制不理想的患者。

常见先天畸形类型：以先天性心脏病为主；肌肉骨骼畸形，包括尾部退化综合征；中枢神经系统畸形（无脑儿、脊柱裂、脑积水）。妊娠早期血糖未得到控制的孕妇，尤其要注意应用超声检查胎儿中枢神经系统和心脏的发育，有条件者推荐行胎儿超声心动图检查。

① 胎儿中枢神经系统超声检查：妊娠期糖尿病孕妇的胎儿常见的中枢神经系统异常有脑室扩张、无脑儿、脊柱裂及脊髓脊膜膨出。

② 胎儿心脏超声心动图：有研究显示妊娠期糖尿病孕妇所引起的婴儿综合征的心血管畸形（如大血管易位、永存动脉干、三尖瓣闭锁）的发生率增加3倍。最佳胎儿心脏超声检查时间为孕20～26周。

2）胎盘超声表现及主要病变

胎盘的大小主要通过测量胎盘厚度来评价，正常胎盘厚度均匀，随孕周增长，大致应为妊娠周数±10毫米。

胎盘小主要见于胎儿生长受限、染色体异常等，羊水过多时可能使胎盘变薄，但体积无变化。胎盘增厚伴回声不均可见于部分型葡萄胎、三倍体胎儿、胎盘内出血等，增厚且回声均匀主要见于妊娠期糖尿病、贫血、胎儿水肿、染色体异常等，有时胎盘与子宫附着面积小，胎盘显示增厚，但此时胎盘体积并无增大。

3）羊水量的超声评估

① 羊水过少：最常见于泌尿系统畸形如双侧肾发育不良、胎儿型多囊肾等，也可见于胎盘功能不良所致宫内生长受限（IUGR）、胎膜早破、过期妊娠及某些染色体异常等。羊水过少可导致胎儿肺发育不良，出现越早预后越差。

② 羊水过多：常见于羊水吞咽或吸收障碍如胃肠道狭窄或梗阻，小下颌畸形、腭裂、膈疝、脐疝等；中枢神经系统病变；妊娠期糖尿病所致巨大儿；其他如胎儿心脏畸形、肿瘤、胎儿水肿、双胎输血综合征等。

多数晚孕期轻度羊水增多胎儿并无超声可见的结构异常。

4）宫颈机能不全的超声诊断

宫颈机能不全的超声诊断标准为宫颈管长度＜2.5厘米，部分伴有宫颈内口扩张，漏斗形成。经阴道或经会阴评价较为准确，经腹测量时宫颈长度可随膀胱充盈而变长，导致假阴性。

（2）胎儿生长速度的监测

妊娠期糖尿病孕妇尤其是出现血管疾病或高血压时，胎儿可能为巨大儿（大于胎龄儿）或合并宫内生长受限（小于胎龄儿）。

1）早孕期根据超声指标估测胎龄

胎儿头臀长（CRL）是孕 8～12 周估测孕龄的最准确方法。预测孕周简易公式：孕周 =CRL（厘米）+6.5。

根据胎囊发育的超声指标，可粗略估计胎龄：经腹部检查时，5～6 周可显示胎囊，6～7 周可显示胎芽，7～8 周可显示心管搏动，9～10 周胎盘雏形出现，11～12 周胎儿颅骨可显示并可测量胎头双顶径。

经阴道超声检查时，4 周可见胎囊，5 周可见胎芽，5～6 周可见心管搏动。

2）孕中晚期的 B 超监测

孕中晚期应每 4～6 周进行 1 次超声检查，监测胎儿发育，尤其注意监测胎儿腹围和羊水量的变化等。常用的监测指标有：双顶径（BPD）、头围（HC）、腹围（AC）、股骨长（FL）等。

3）胎儿生长受限（FGR）的超声表现

胎儿体重位于相应孕周 10% 分位数以下或小于（平均值 –2SD）时，可诊断 FGR，分为对称性 FGR 和非对称性 FGR 两种。

对称性 FGR：多见于染色体异常胎儿或孕早期受病毒感染的胎儿，常于孕中期即出现，头、腹部、四肢等各部位超声测值对称性小。

非对称性 FGR：多见于由于妊娠高血压、糖尿病等因素导致的胎盘功能不足的胎儿，常于孕晚期出现，超声测值中腹围、股骨长减小较双顶径明显，头围/腹围比值增大，羊水少，脐动脉阻力增高，大脑中动脉阻力降低，流速增高。

4）巨大胎儿（LGA）的超声表现

胎儿体重位于相应孕周 90% 分位数以上或大于（平均值 +2SD）时，可诊断为巨大胎儿。多见于孕妇肥胖、妊娠合并糖尿病尤其是 2 型糖尿病、过期妊娠、有巨大儿分娩史等因素导致的胎儿过度生长发育，常于中孕期出现，胎儿头、腹部、四肢等多个部位超声测值对称性大。胎儿多个部位超声测值非对称性大常于孕晚期出现，超声测值中双顶径较腹围、股骨长明显，头围/腹围比值增大。晚孕期出现胎头双顶径大于 10 厘米，需要进一步测量胎儿肩径及胸径，若胎儿肩径及胸径大于胎头双顶径，需要警惕阴道难产发生。

第三章 治疗篇

（3）胎儿宫内状态评估

1）胎动

由于胎动的频率和强度减小可能与胎儿宫内危机相关，妊娠晚期孕妇应注意监测胎动。妊娠 28 周后，胎动计数 < 10 次 /2 小时或减少 50% 者提示有胎儿缺氧可能。一旦胎动出现异常，应进行进一步的检查。

2）电子胎心监护

能连续观察并记录胎心率的动态变化，同时描记子宫收缩和胎动情况，反映三者间的关系。

① 无应激试验

需要应用胰岛素或口服降糖药物者，应自妊娠 32 周起，每周行 1 次无应激试验。可疑胎儿生长受限时尤其应严密监测。无应激试验是孕晚期评估胎儿宫内状况和胎盘功能的主要监测手段。

② 缩宫素激惹试验

使用缩宫素诱导宫缩，记录并观察胎心率是否出现晚期减速和变异减速，判断胎儿宫内储备能力。

3）大脑中动脉多普勒检测

大脑中动脉血流量占大脑血流量的 80%，也是胎儿期超声检查较易测量的大脑血管，大脑中动脉多普勒检测常用来评估胎儿宫内缺氧状况。如大脑中动脉峰值流速（Vm） > 45 厘米 / 秒，搏动指数（PI） < 1.6，阻力指数（RI） < 0.6，提示宫内缺氧。此外，大脑胎盘指数（MCA PI/UmA PI） < 1.08，提示宫内缺氧的敏感性较高。

4）脐血流值

正常脐带内包含一条脐静脉和两条脐动脉，动脉围绕静脉呈螺旋状缠绕。正常脐动脉在孕13周后出现舒张期血流并逐渐升高，S/D值逐渐降低。若孕26～30周S/D值＞4.0，孕30～34周S/D值＞3.5，孕34周后S/D值＞3.0，认为S/D值异常增高，多见于胎盘功能不良的胎儿。孕中晚期脐静脉内为单向血流，胎儿右心力衰竭时可出现异常搏动性频谱或反向血流信号。

5）胎儿生物物理评分

本评分为利用综合电子胎心监护及超声检查显示某些生物活动，来判断胎儿有无急、慢性缺氧的一种产前监护方法。评价分为五项指标，包括无应激试验及B超下监测的四项指标：胎儿呼吸样运动、胎动、胎儿肌张力、羊水量。

（4）胎儿肺成熟度的监测

孕34周，胎儿肺发育基本成熟。卵磷脂/鞘磷脂（L/S）测定：若比值≥2，提示胎肺成熟；也可以利用羊水振荡试验间接估计L/S比值。磷脂酰甘油（PG）检测：若磷脂酰甘油为阳性，则提示胎肺成熟。

第三章 治疗篇

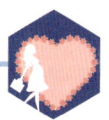

七、分娩时机及方式——科学备产，期待新生命

📖 分娩时机

1. GDM 孕妇

（1）经饮食和运动管理后，血糖控制良好者，推荐在妊娠 40~41 周终止妊娠。

（2）需要胰岛素治疗且血糖控制良好者，推荐在妊娠 39 周~39 周$^{+6}$终止妊娠。

2. PGDM 孕妇

（1）血糖控制满意且无其他母儿合并症者，推荐在妊娠 39 周~39 周$^{+6}$终止妊娠。

（2）伴血管病变、血糖控制不佳或有不良产史者，终止妊娠时机应个体化处理。

3. 糖尿病伴发微血管病变或既往有不良产史者

糖尿病伴发微血管病变或既往有不良产史者，需严密监护，终止妊娠时机应个体化。

分娩方式

糖尿病本身不是行剖宫产术分娩的指征,分娩方式的选择应根据母儿状况决定。

糖尿病伴严重微血管病变或其他产科手术指征时可行择期剖宫产术分娩。

妊娠期血糖控制不好且超声检查估计胎儿体重≥4000克者或既往有死胎、死产史者,可适当放宽剖宫产术指征。

第三章 治疗篇

八、特殊期控糖，处理需谨慎

分娩期及围手术期胰岛素的使用原则

1. 使用原则

手术前后、产程中、产后非正常饮食期间应停用所有皮下注射胰岛素，改用胰岛素静脉滴注，以避免出现高血糖或低血糖。但妊娠期应用胰岛素控制血糖者计划分娩时、引产或手术前1天睡前可正常使用基础胰岛素。

非正常饮食期间应根据血糖监测情况给孕妇提供足够的葡萄糖，以满足基础代谢需要和应激状态下的能量消耗；必要时供给胰岛素，防止糖尿病酮症酸中毒的发生、控制高血糖、利于葡萄糖的利用；保持适当血容量和电解质代谢平衡。

2. 产程中或手术前的检查

必须密切监测血糖，必要时监测血酮体或尿酮体水平。择期手术还需检查电解质、血气分析和肝肾功能。

3. 胰岛素使用方法

每1小时监测1次血糖，根据血糖值维持小剂量胰岛素静脉滴注。

妊娠期应用胰岛素控制血糖者计划分娩时，引产当日停用早餐前胰岛素，并改为胰岛素静脉滴注，具体应用标准为：正式临产或血糖水平＜3.9毫摩尔/升时，将静脉滴注的0.9%氯化钠注射液改为5%葡萄

糖/乳酸林格液，并以100～150毫升/小时的速度滴注，以维持血糖水平在5.6毫摩尔/升（100毫克/分升）；如血糖水平＞5.6毫摩尔/升，则采用5%葡萄糖液加短效胰岛素，按1～4单位/小时的速度静脉滴注。

血糖水平采用快速血糖仪每小时监测1次，用于调整胰岛素或葡萄糖滴注的速度。也可按照产程或手术中小剂量胰岛素的应用标准（表38）的方法调控血糖。

表38 产程或手术中小剂量胰岛素的应用标准

血糖水平 （毫摩尔/升）	胰岛素用量 （单位/小时）	静脉输液种类*	配伍原则 （液体量+胰岛素用量）
＜5.6	0	5%葡萄糖/乳酸林格液	不加胰岛素
≥5.6～＜7.8	1.0	5%葡萄糖/乳酸林格液	500毫升+4单位
≥7.8～＜10.0	1.5	0.9%氯化钠注射液	500毫升+6单位
≥10.0～＜12.2	2.0	0.9%氯化钠注射液	500毫升+8单位
≥12.2	2.5	0.9%氯化钠注射液	500毫升+10单位

注：*静脉输液速度为125毫升/小时。

妊娠合并酮症酸中毒的处理

糖尿病酮症酸中毒（DKA）是由于胰岛素严重缺乏和升糖激素不适当升高引起的糖、脂肪和蛋白代谢严重紊乱综合征，临床以高血糖、高血清酮体和代谢性酸中毒为主要表现。发生一次酮症酸中毒将使胎儿死亡的风险额外增加50%，应尽量避免该并发症的发生。

第三章 治疗篇

1. 发病诱因

常见诱因为妊娠期间漏诊、未及时诊断或治疗的糖尿病；胰岛素治疗不规范；饮食控制不合理；产程中和手术前后应激状态；合并感染；使用糖皮质激素等。

2. 诊断

如血清酮体升高或尿糖和酮体阳性伴血糖增高，血pH和（或）二氧化碳结合力降低，无论有无糖尿病病史，都可诊断为糖尿病酮症酸中毒。具体诊断标准见表39。

表39 糖尿病酮症酸中毒（DKA）的诊断标准

程度	血糖（毫摩尔/升）	动脉血pH	血清HCO_3^-（毫摩尔/升）	尿酮体[a]	血清酮体[a]	血浆有效渗透压[b]	阴离子间隙（毫摩尔/升）[c]	意识状态
轻度	>13.9	7.25～7.30	15～18	阳性	升高	可变	>10	清醒
中度	>13.9	≥7.00且<7.25	≥10且<15	阳性	升高	可变	>12	清醒/嗜睡
重度	>13.9	<7.00	<10	阳性	升高	可变	>12	木僵/昏迷

注：a.硝普盐反应方法；b.血浆有效渗透压的计算公式：2×（[Na^+]+[K^+]）（mmol/L）+血糖（mmol/L）；c.阴离子间隙的计算式：[Na^+]-[Cl^-+HCO_3^-]（mmol/L）。

（1）临床表现

糖尿病酮症酸中毒分为轻度、中度和重度。仅有酮症而无酸中毒称为糖尿病酮症；轻度、中度除酮症外，还有轻度至中度酸中毒；重度是指酸中毒伴意识障碍（糖尿病酮症酸中毒昏迷），或虽然无意识障碍，但是血清碳酸氢根低于10毫摩尔/升。

糖尿病酮症酸中毒常呈急性发病，在糖尿病酮症酸中毒发病前数天

可有多尿、烦渴多饮和乏力症状的加重。失代偿阶段出现食欲减退、恶心、呕吐、腹痛，常伴头痛、烦躁、嗜睡等症状；呼吸深快，呼气中有烂苹果味（丙酮气味）。病情进一步发展，出现严重失水现象，尿量减少、皮肤黏膜干燥、眼球下陷、脉快而弱、血压下降、四肢厥冷。到晚期，各种反射迟钝甚至消失，终至昏迷。

（2）实验室检查

血糖＞13.9毫摩尔/升（250毫克/分升）、尿酮体阳性、血pH＜7.35、二氧化碳结合力＜13.8毫摩尔/升、血酮体＞5毫摩尔/升、电解质紊乱。

3. 治疗原则

给予胰岛素降低血糖、纠正代谢和电解质紊乱、改善循环、去除诱因。需密切监测胎儿情况，若存在宫内缺氧及其他胎儿不良征象，则需尽快终止妊娠。

4. 治疗具体步骤及注意事项

（1）血糖过高者

血糖＞16.6毫摩尔/升者，先予胰岛素0.2～0.4单位/千克一次性静脉滴注。

（2）胰岛素持续静脉滴注

0.9%氯化钠注射液＋胰岛素，按胰岛素0.1单位/（千克·小时）或4～6单位/小时的速度输入。

（3）监测血糖

从使用胰岛素开始每小时监测1次血糖，根据血糖下降情况进行调整，

第三章 治疗篇

要求平均每小时血糖下降 3.9～5.6 毫摩尔/升或超过静脉滴注前血糖水平的 30%。达不到此标准者，可能存在胰岛素抵抗，应将胰岛素用量加倍。

（4）血糖降低后处理

当血糖降至 13.9 毫摩尔/升时，将 0.9% 氯化钠注射液改为 5% 葡萄糖液或葡萄糖盐水，每 2～4 克葡萄糖加入 1 IU 胰岛素，直至血糖降至 11.1 毫摩尔/升以下、尿酮体阴性、并可平稳过渡到餐前皮下注射治疗时停止补液。

（5）注意事项

补液原则是先快后慢、先盐后糖；注意出入量平衡。开始静脉胰岛素治疗且患者有尿后要及时补钾，避免出现严重低血钾。当 pH < 7.1、二氧化碳结合力 < 10 毫摩尔/升、HCO_3^- < 10 毫摩尔/升时可补碱，一般用 5% $NaHCO_3$ 100 毫升 + 注射用水 400 毫升，以 200 毫升/小时的速度静脉滴注，至 pH ≥ 7.2 或二氧化碳结合力 > 15 毫摩尔/升时停止补碱。

5. 治疗监测

治疗过程应准确记录液体入量及出量、血糖及血清酮体。

产后处理

1. 产后血糖控制目标及胰岛素的应用

（1）产后血糖控制目标可放宽同 2 型糖尿病

具体为空腹血糖：4.4～7 毫摩尔/升；餐后 2 小时：4.4～10 毫摩

尔/升；糖化血红蛋白：＜ 7%。

（2）产后胰岛素的应用

1）妊娠期应用胰岛素的产妇

① 剖宫产术后禁食或未能恢复正常饮食期间，予静脉滴液，胰岛素与葡萄糖比例为 1 :（4 ~ 6），同时监测血糖水平及尿酮体，根据监测结果决定是否应用并调整胰岛素用量。

② 一旦恢复正常饮食，应及时行血糖监测，血糖水平显著异常者，应用胰岛素皮下注射，根据血糖水平调整剂量，所需胰岛素为分娩前长效（如地特胰岛素）胰岛素用量的 1/3 ~ 1/2；餐前胰岛素也需减量至分娩前的 1/3 ~ 1/2，应密切监测血糖水平，根据血糖水平调整胰岛素用量。

2）妊娠期无须胰岛素治疗的 GDM 产妇

产后可恢复正常饮食，但应避免高糖及高脂饮食。

2. 产后复查

产后 FPG 反复 ≥ 7.0 毫摩尔/升，应视为 PGDM，建议转内分泌科治疗。

未确诊 PGDM 者，产后 4 ~ 12 周行 75 克 OGTT 评估糖代谢状态。

长期随访：GDM 产后 1 年再行 75 克 OGTT 评价糖代谢状态。之后的随访间期无高危因素者每 1 ~ 3 年做 OGTT 筛查 1 次。

3. 鼓励母乳喂养

① 产后母乳喂养可帮助产妇减重、增加母婴亲密关系及降低子代肥胖和 2 型糖尿病的发生风险。

② 母乳喂养的女性容易在哺乳的 1 小时后发生低血糖，因为碳水化

合物会被分泌到乳汁中，所以在哺乳期可能需要降低胰岛素用量。

③建议非肥胖妇女哺乳期每日摄入的热量较孕前增加500千卡。

4. 新生儿处理

糖尿病或妊娠期糖尿病孕妇所分娩的新生儿因在胎儿时期受到母体血糖过高的影响，致胰岛形成过多，胰岛素分泌过剩，形成高胰岛素血症，这会增加一系列新生儿疾病的发生风险，如新生儿低血糖、新生儿呼吸窘迫综合征、巨大儿、产伤、新生儿窒息、先天异常、红细胞增多症、高胆红素血症等。巨大儿需定期随访，注意体重、身长及身长别体重的百分位曲线，添加辅食后注意饮食比例及充足运动，以预防儿童期肥胖及代谢综合征的发生。

（1）新生儿低血糖的发生率

妊娠合并糖尿病对围生儿影响的严重程度主要取决于糖尿病病变程度、妊娠期高血糖出现时间及血糖控制水平等。当糖尿病孕妇空腹血糖＞6.1毫摩尔/升时，新生儿低血糖发生率高达40.6%。

（2）新生儿低血糖的临床表现

新生儿低血糖缺乏典型症状，同样血糖水平症状差异也很大。主要表现为多汗、苍白易激惹、抖动、震颤、高调哭声、惊厥、反应差、松软、发绀、呼吸暂停、嗜睡、拒奶等。

低血糖严重的新生儿会遗留神经系统后遗症，表现包括智力运动落后、视听障碍、脑瘫、癫痫等。后遗症的出现与否及严重程度取决于新生儿血糖的低值、低血糖持续的时间、并存的其他疾病及治疗情况。当新生儿出现神经系统症状时，说明神经系统后遗症的概率大大增加。新生儿期顶枕叶皮质的神经轴突生长和突触形成增加，对糖的需求及敏感性增加，因此当血糖水平低时，顶枕叶最先受损伤，多为双侧，单侧损伤亦可见。除了顶枕叶皮质损伤，报道中亦多见合并白质（脑室旁白质）、基底核、弥漫皮质损伤。

（3）新生儿低血糖的诊断标准

全血标本血糖测定：最初48小时内的血糖低于2.8毫摩尔/升（50毫克/分升），48小时后血糖低于3.3毫摩尔/升（60毫克/分升）。

（4）妊娠期糖尿病产妇的新生儿管理流程

1）有症状者

血糖＜40毫克/分升静脉滴注葡萄糖，10%葡萄糖2毫升/千克静推或者糖速5～8毫克/(千克·分钟)持续泵直到血糖40～50毫克/分升。

2）无症状者

① 晚期早产或足月高危新生儿，生后1小时内尽早开始喂养。

② 喂养后半小时筛查第1次血糖，如＜25毫克/分升，1小时内再次喂养并第2次查血糖。第2次血糖仍＜25毫克/分升，静脉滴注葡萄糖；第2次血糖25～40毫克/分升，再次喂养或者静脉滴注葡萄糖。

③ 生后4～24小时，每2～3小时喂养1次，每次喂养前筛查血糖，如＜35毫克/分升，1小时内再次喂养并第2次查血糖。第2次血糖仍＜35毫克/分升，静脉滴注葡萄糖；第2次血糖35～45毫克/分升，再次喂养或者静脉滴注葡萄糖。

④ 24～48小时血糖＜50毫克/分升，静脉滴注葡萄糖。＞48小时血糖＜60毫克/分升，静脉滴注葡萄糖。

⑤ 葡萄糖量达到10毫升/（千克·次），每3小时1次，每3～6小时降低25%糖速，期间应每3小时复查1次空腹血糖。停止输糖后每3小时复查1次空腹血糖至2次达标可停止监测血糖。

⑥ 激素治疗：上述处理仍不能维持正常血糖水平可加用氢化可的松5毫克/（千克·天）～10毫克/（千克·天）或泼尼松1毫克/（千克·天），至症状消失、血糖正常后24～48小时停用。激素疗法可持续数日至1周。

（5）新生儿低血糖的治疗目标

出生后＜48小时，目标血糖＞2.8毫摩尔/升（50毫克/分升）；＞48小时，目标血糖＞3.3毫摩尔/升（60毫克/分升）。

九、互联网时代妊娠期糖尿病新型管理模式

走进神秘的妊娠期糖尿病翻转课堂

健康教育在妊娠期糖尿病综合治疗中发挥着重要作用，并且直接影响着患者血糖控制、妊娠结局和后代的健康。传统的妊娠期糖尿病健康教育形式，包括吃示范餐、妊娠期糖尿病知识课程、如何进行合理有效运动及实操体验、测量餐前及餐后 2 小时血糖等。

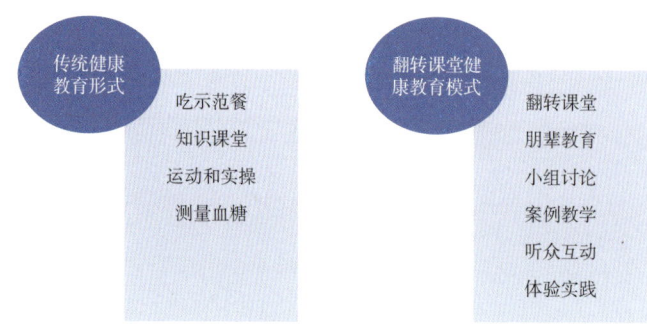

北京协和医院妇产科与哈佛医学院教师培训项目联合进行了翻转课堂的改革。翻转课堂是将传统教学过程"翻转"的教学方式，是把传统的学习过程翻转过来，让学习者在课堂前预习，在课堂上处于主导地位，变被动为主动。妊娠期糖尿病翻转课堂健康教育模式运用翻转课堂、朋辈教育、小组讨论、案例教学、听众互动、体验实践的方式来进行健康教育，从而调动孕妇学习的积极性，达到良好的教学效果。

根据教学需要，可以采取线下或者线上的方式进行。妊娠期糖尿病

翻转课堂在北京、广州、西安、重庆等地陆续开展，得到各试点医院的欢迎，参与患者积极性得到提高，患者依从性、行为改变率逐步提升，取得了较好的效果。

■ **1. 妊娠期糖尿病线下翻转课堂**

（1）妊娠期糖尿病孕妇在翻转课堂之前的准备和知识要点

参加翻转课堂之前要先报名，并做如下准备：

a. 学习收看收听1个GDM有效运动指导的视频、1个GDM治疗基本知识的音频、1个GDM饮食指导的科普知识；

b. 记录上课前三天的饮食、运动，做好日记，带到课堂，进行现场互评和点评；

c. 邀请家里做饭的人一起参加课堂，利于回家后调整饮食模式，共同监督执行；

d. 购买血糖仪，监测1天空腹及三餐后2小时的血糖，带血糖仪到课堂，便于同医院的标准检测方法和数值进行比较。

（2）妊娠期糖尿病翻转课堂教师的授课流程和知识要点

教学时长2学时，指导老师首先进行2~3分钟自我介绍及课程概要介绍，学员自我介绍（一句话自我介绍），确定班长、小组组长和组秘书，明确分工。

教学方式如下：

① 翻转课堂授课流程

a. 签到，测定餐前血糖，教师和孕妇分别自我介绍，孕妇主要介绍孕

周、血糖情况、职业。

b. 组成小组，4～5人为一组。

c. 复习所学知识，提问互动。

d. 小组讨论，互评三日饮食运动血糖日记。

e. 自由讨论，如今天的示范餐搭配，回家及上班后如何执行，加餐如何选择。

f. 请孕妇及家属互相鼓励，迎接这个妊娠糖尿病的挑战，微信群互动。

② 翻转课堂授课知识要点

a. 如何看待GDM？要把控糖当做一次挑战机会，比没有患病的孕妇更有机会获得更多的检测，不恐慌、不焦虑，也不轻视。

b. GDM的目标是什么？回答通常是血糖正常控制范围（提醒注意低限与高限），教师要强调避免低血糖反应非常重要！同时强调妈妈和宝宝的健康更重要，所以还要兼顾体重，营养均衡，保证宝宝大小合适，做好胎心监护，适时催产引产。

c. GDM的治疗方法主要是运动和饮食，最重要的是主食选择、主食的量、餐次（三顿正餐和三顿加餐），以及餐后合理运动。

d. 如果有胰岛素治疗的孕妇，建议单独介绍胰岛素的注射方法及安全性。

e. 准备运动，请孕妇认真执行，家属参观或者同时运动，认可安全有效的运动。

f. 测定餐后血糖，比对血糖仪误差，学习正确的检测方法。

2. 妊娠期糖尿病线上翻转课堂

新型冠状病毒肺炎疫情期间,为避免疫情进一步扩散,孕妇来院次数相应减少,利用互联网开展妊娠期糖尿病线上翻转课堂的健康教育模式,保证了特殊时期的健康教育,有利于调动孕妇学习的积极性,达到良好的宣教效果。

(1)课前准备

通过信息平台进行线上宣传教育预约,通过移动医疗APP,孕妇在家进行孕期保健知识预习、家庭监测打卡(血糖、饮食、运动等),饮食记录情况可得到健康管理师的饮食点评。

(2)授课流程

孕妇通过互联网平台参加妊娠期糖尿病翻转课堂远程指导,其中包括自我介绍、复习所学知识、提问互动、互评三日饮食运动血糖日记、控糖心得分享、食物的选择、营养、运动、心理、血糖监测指导、一对一个性化指导,最后互相打气加油,迎接妊娠期糖尿病的挑战。

妊娠糖尿病翻转课堂的实施是本领域创新性尝试,优点在于节约了知识传授的时间,有利于患者提高学习积极性及自我管理效能。同时,翻转课堂之中患者需求增加,对指导教师提出了挑战,实现了教学相长。

多学科门诊——为糖妈妈保驾护航

MDT(multidisciplinary team)是"多学科团队"的缩写。于20世纪90年代,美国率先提出这个概念,即由来自2个以上的多个相关学科,

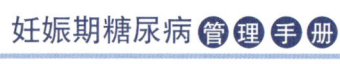

组成固定的工作组,针对某一系统疾病,通过定期会议形式,提出适合患者的最佳治疗方案,继而由相关学科单独或多学科联合执行该治疗方案。

科室	内容
妇产科	评估妊娠风险、母婴监护
营养科	营养代谢疾病及其高风险人群的营养治疗
内分泌科	妊娠期糖尿病、妊娠期甲状腺疾病
消化内科	炎性肠病、便秘
超声医学科	胎儿胎盘功能的评估
检验科	营养物质检测及质量控制
药剂科	妊娠期哺乳期合理用药

北京协和医院建立了妊娠合并营养代谢疾病MDT门诊,涵盖妇产科、儿科、内分泌科、免疫内科、血液内科、消化内科、基本外科、血管外科、营养科、心理医学科、物理医学康复科、检验科、超声医学科,通过这种多学科专家组协作诊疗模式,实现了以患者为中心、提供人性化服务、开通绿色转诊通道、改善患者满意度,有利于提升临床多学科诊疗能力,保障产科、儿科医疗安全。

第三章 治疗篇

移动医疗——控糖管理好帮手

当前我国已经进入数据驱动的精准医学时代，新一代信息技术与健康产业的结合备受瞩目。医疗健康大数据能够让居民享受方便有效的健康管理和疾病管理服务，针对疾病危险因素实施有效干预，推迟疾病的发生，改善疾病临床症状，提高整体人群的健康水平，更利于促使工作重心从疾病管理转向健康管理，实现新医疗健康管理模式。

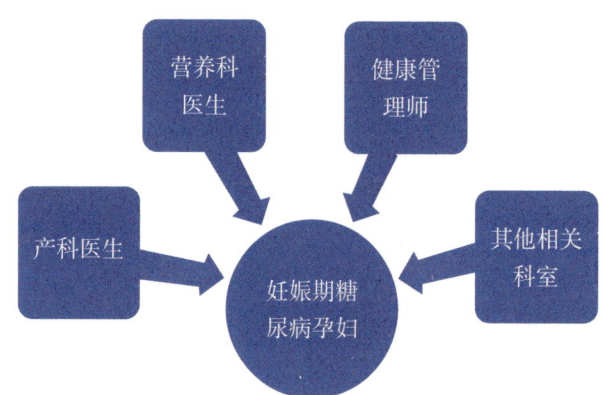

妊娠期糖尿病是产科最关注的妊娠并发症，需要通过合理的生活方式干预进行管理。新型冠状病毒肺炎疫情防控期间，孕妇来院次数减少，产检间隔时间延长，这导致医生对患者的生活方式干预力度随时间的延长而减弱。通过使用移动医疗APP可以减少孕妇来院次数，缩短问诊时间，减少就诊等候和人群聚集。移动医疗APP有利于提高GDM孕妇自我管理能力，可以有效控制GDM孕妇体质量及血糖，改善妊娠结局。同时，APP可与医院诊疗数据进行交互，为医生提供了一个院外诊疗的便利工具，有助于实现全面围产健康管理。

1. 妊娠期糖尿病移动医疗疾病管理的内容和方式

移动医疗 APP 可以提高院外患者血糖监测、生活方式干预等的行为依从性。移动医疗的研究表明，促进患者健康管理的是医患之间的交互，而非依靠 APP 的机械提醒，医生针对患者的反馈对促进患者自身的疾病管理效果有决定性作用。医学指南仅对 GDM 孕妇提供纲领性的饮食原则，孕妇难以有效执行，达成血糖管理。GDM 孕妇的血糖控制需要除产科医生外的营养科医生及健康管理师等多学科团队进行支持，孕妇在移动医疗 APP 上根据医嘱进行生活方式管理并记录，多学科团队医生则可据此进行针对性指导。线上多学科健康管理团队与患者密切互动，根据糖尿病的自我控制教育标准制定科学系统计划以照护 GDM 孕妇，为其提供营养指导，帮助选择合适的饮食，并进行饮食点评，科学地自我控制血糖水平和进行正确有效地锻炼。

通过 GDM 孕妇移动医疗 APP，患者可以申请成为门诊医生服务对象，上传病史、身体测量指标及诊疗报告等信息以建立档案。产科医生及营养科医生则可提供临床诊断和医嘱方案，由线上健康管理师进行生活方式及饮食情况调查、评价和再评价，经过综合分析给出健康管理方案。

孕妇院外进行孕期健康宣教知识学习、家庭监测指标记录（血糖、血压、体重、症状等）、行为记录（饮食、饮水、运动等），医生和健康管理师可随时查看患者家庭监测信息，并可以得到指标异常预警提醒。通过指标行为情况及时给出阶段饮食报告、指标异常分析与指导。患者也可在自身不适或产生困惑时，向医生和健康管理师进行咨询，在疫情的特殊阶段，医患的线上交流对患者提供身心支持尤为必要（图 14）。

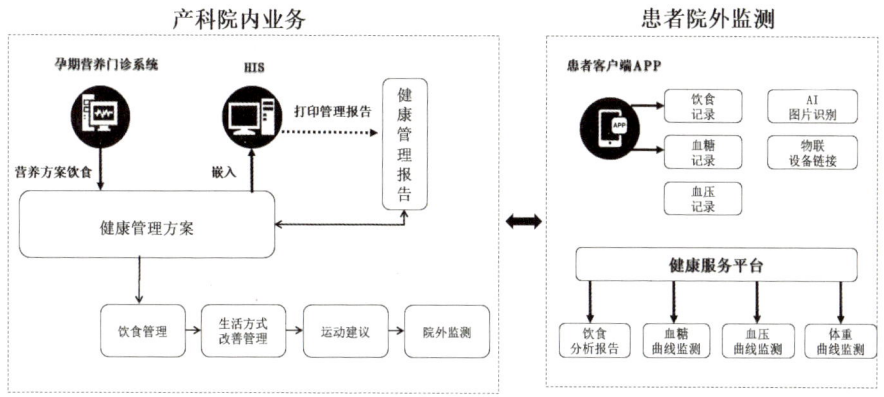

图 14　产科健康服务平台系统架构

2. 妊娠期糖尿病移动医疗管理的优势

（1）健康管理信息高效完整获取和流动

患者通过 APP 自助收集院外健康信息，包含基础信息、饮食情况、生活方式信息、院外血压、血糖、体重等信息，通过服务端进行数据汇总储存，补充院内患者档案，从而形成完整的患者健康数据，使医生在了解患者其他基础信息的前提下进行线上诊疗和指导，更加安全有效（图 15）。

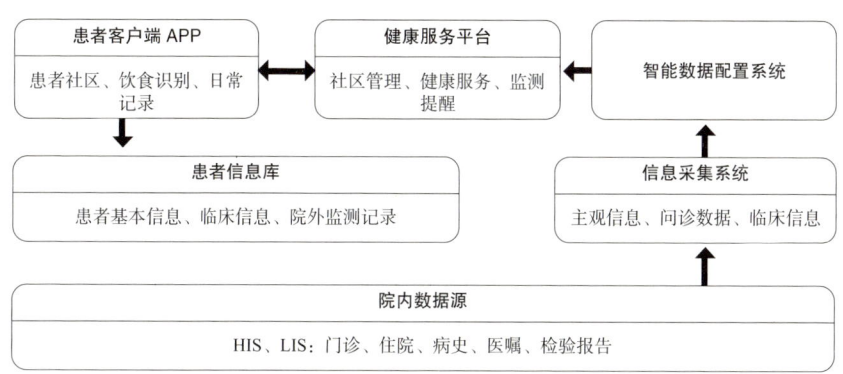

图 15　产科健康服务平台模块架构

(2)针对性传播孕产保健知识

根据不同人群所处状态及妊娠合并疾病,推送备孕、孕期、产后、育儿知识,范围包括防疫、产检提醒、营养、运动、心理、生活方式等多个方面,将孕妇学校与线上教育结合起来,主张孕妇进行系统化学习,而不是针对现有状态了解片面知识。保证有经验的临床医生参与健康及疾病管理 APP 的研发与设计,从而保证 APP 提供的健康信息质量,提升 APP 的可信度和实用性。

(3)线上有效沟通

医生可随时与患者沟通,孕妇可预约时间与医生及时沟通,沟通前医生可查看患者家庭监测情况,有利于医生有针对性、有依据地进行下一步处置。健康管理师对孕妇的方案执行进行点评及指导,辅助患者养成良好的饮食及生活习惯(图 16)。

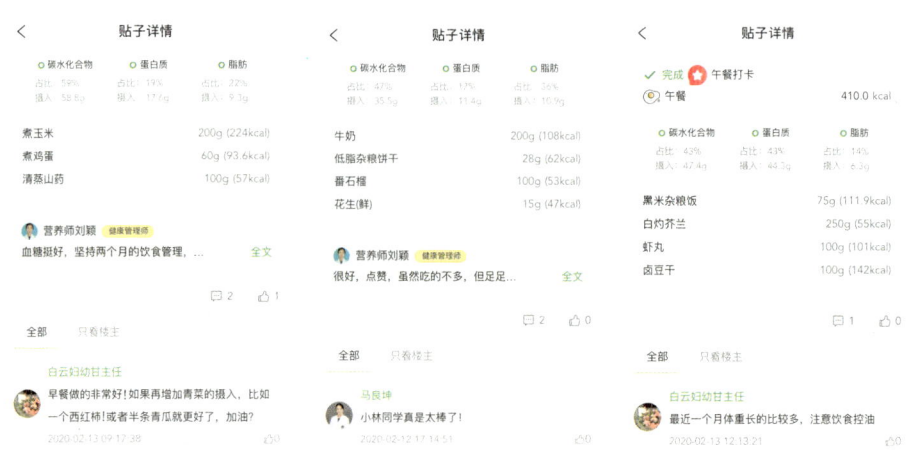

图 16 医生提供饮食建议

第三章 治疗篇

（4）全面提供健康管理方案

可根据孕妇年龄、身高、体重、孕前BMI、民族、个人饮食习惯、孕期症状、诊断饮食宜忌提供适合患者的健康方案，包含饮食能量、营养素、饮食选择推荐、饮食禁忌、生活方式建议、运动建议、知识宣教建议，帮助孕妇实现基础的健康生活与自我管理，这是线下门诊形式无法企及的。

（5）全程健康管理服务

管理过程中健康管理师按照医嘱，为孕妇讲解健康管理方案，并进行跟踪管理。对孕妇进行医嘱落地的妊娠期糖尿病饮食指导、教会孕妇如何选择食物、运动指导、心理陪伴；对孕妇的执行情况进行分析，找出饮食不当问题，并给出改善建议。在完成管理服务后提供阶段管理报告，起到连接院内院外管理的关键作用（图17）。

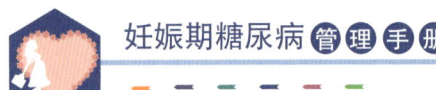

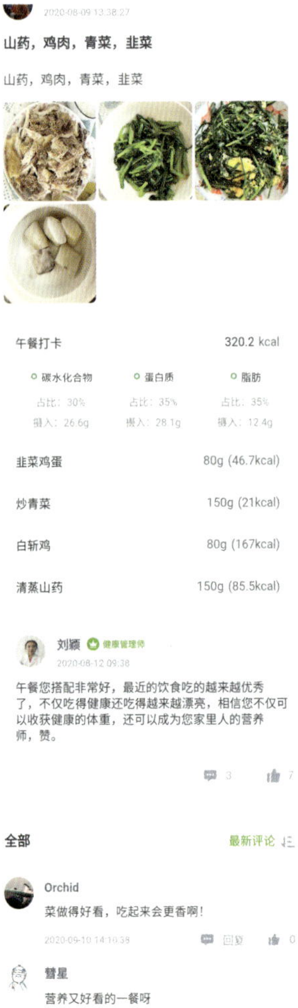

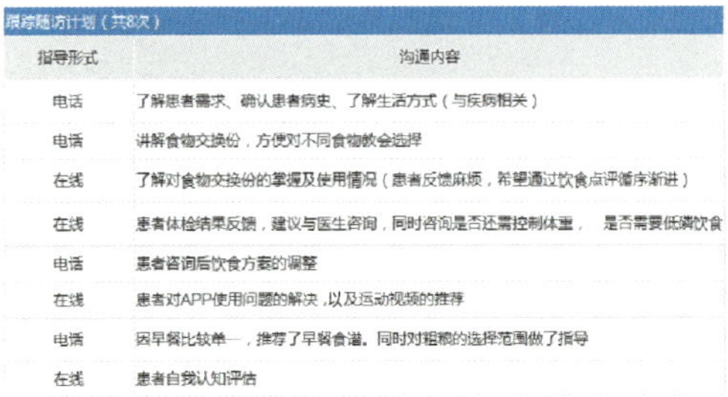

跟踪随访计划（共8次）

指导形式	沟通内容
电话	了解患者需求、确认患者病史、了解生活方式（与疾病相关）
电话	讲解食物交换份，方便对不同食物教会选择
在线	了解对食物交换份的掌握及使用情况（患者反馈麻烦，希望通过饮食点评循序渐进）
在线	患者体检结果反馈，建议与医生咨询，同时咨询是否还需控制体重， 是否需要低磷饮食
电话	患者咨询后饮食方案的调整
在线	患者对APP使用问题的解决，以及运动视频的推荐
电话	因早餐比较单一，推荐了早餐食谱。同时对粗粮的选择范围做了指导
在线	患者自我认知评估

图 17 全程健康管理过程

（6）实现朋辈教育

“饮食打卡”“运动打卡”“晒餐盘”活动打卡均分享到医生专属服务圈子内，孕妇互相交流点评、互相监督，由饮食执行好、血糖控制好的孕妇带动新晋孕妇，通过朋辈教育让更多孕妇受益。

第三章 治疗篇

综合解决方案——孕期营养综合监测系统

孕期营养干预在临床实践过程中是多维度的,既要参照不同孕周母胎医学数据,又要结合孕妇的运动、睡眠、心理、饮水等整体行为模式。医生在指导过程中需要兼顾的数据、参照的标准、所需的知识非常多,工作量非常大。

为了帮助医生更好地管理孕妇包括妊娠期糖尿病孕妇,促进其孕期做好营养管理,目前临床上已经开发和使用了一种全面、智能、快捷、准确的软硬件结合监测设备、互联网平台和家庭监测指导的综合解决方案,可称为"孕期营养综合监测系统"。

孕期营养综合监测系统运用高科技的手段与设备等,可帮助医生减少工作量、提高效率。其运用大数据统算、智能穿戴、云存储、AI智能等高科技手段,全面智能地管理体成分数据、胎儿宫内发育情况、膳食营养摄入状况、孕期体重增长指数、孕期临床体征和健康检测数据、孕期疾病结果等多重数据。系统智能地推荐医生采用不同的标准和诊疗逻辑,让营养指导跟踪变得更智能、更高效、更个性化,让指导行为和结果反馈变得更便捷、更实时、更准确。孕期营养综合监测系统已成为孕期营养干预指导的必备工具和高效方案。

例如,临床监测要照顾孕妇行动不方便,频繁接触电磁刺激有不确定风险的特点,随着科技的发展,临床上出现了利用三维建模和边缘界定技术的体成分检测设备,很好地在临床上模拟了体成分的标准检测方法水下称重法,非接触、无辐射、便捷高效。

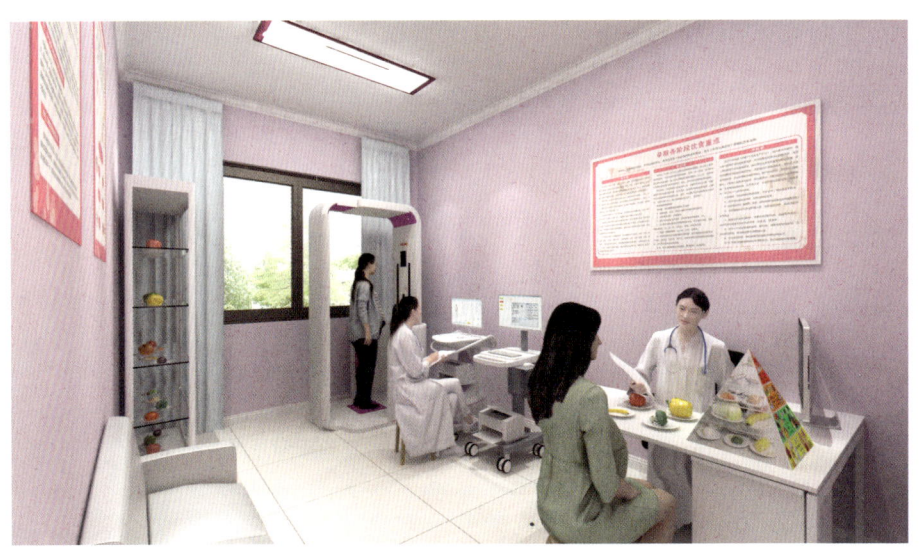

第四章

康复篇

一、母乳喂养促控糖，生活干预护健康

俗话说："十月怀胎，一朝分娩。"伴随着初为人母的喜悦，糖妈妈"卸货"了，感觉轻松多了。很多孕妇在孕期为了肚子里的宝宝，都会克服困难、严格控制好血糖，但产后就会松懈，甚至误以为分娩后血糖就会自动恢复正常。其实，如果不继续进行科学的管理，妊娠期糖尿病的影响不会因为分娩而结束。

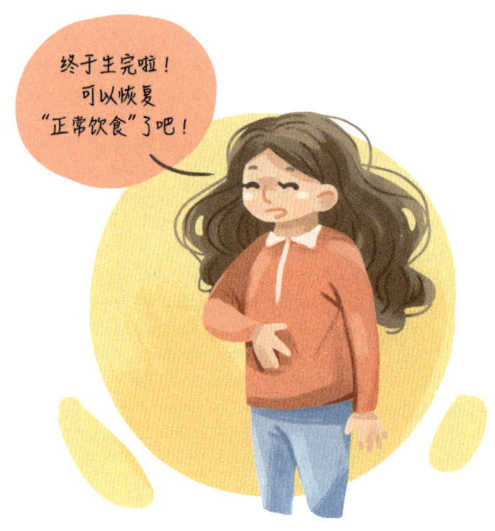

患妊娠期糖尿病的女性，特别是孕前超重或肥胖、有糖尿病家族史、妊娠期需要用胰岛素或药物治疗等情况者，无论产后早期的血糖水平如何，母婴将来发生肥胖、2型糖尿病、心血管疾病和代谢综合征等的概率都会比普通人高。

第四章　康复篇

应鼓励患妊娠期糖尿病的产妇母乳喂养，坚持健康生活方式，包括合理膳食、适宜运动、不抽烟等，避免产后体重滞留，对于母婴的长期代谢皆有益处。

📖 母乳喂养好，血糖不易高

母乳是宝宝天然的食物，母乳中含有多种营养成分，如蛋白质、乳糖、脂肪、维生素、矿物质等满足宝宝成长需求，以及有益健康的免疫蛋白增强宝宝的抵抗力，世界卫生组织建议产妇在婴儿最初 6 个月内进行纯母乳喂养，在添加辅食的基础上，6 个月至 2 岁之间仍可继续进行母乳喂养。

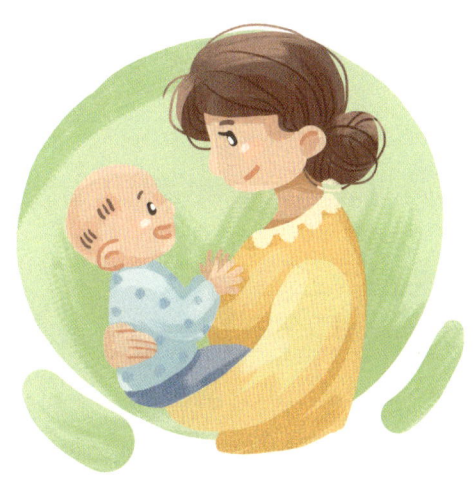

对于妊娠期糖尿病孕妇来说，母乳喂养既能帮助产妇减重、增加母婴亲密关系、降低乳母发展为糖尿病的风险，还可减少其子代儿童期肥胖及成年后罹患糖尿病的风险。

母乳喂养的女性容易发生低血糖，因为碳水化合物会被分泌到乳汁中，所以在哺乳期可能需要降低胰岛素用量，或可在哺乳时吃一些零食以避免低血糖的发生。

营养巧搭配，母婴都受惠

产后营养作为产后康复的重要组成部分，主要是为了补偿妊娠和分娩时的消耗，促进母体组织修复，使内部各器官尽快恢复到非妊娠状态。对于母乳喂养的产妇，产后营养也会直接影响其乳汁的质和量，从而影响下一代的生长和发育。

乳汁中蛋白质、脂肪、碳水化合物等宏量营养素的含量一般相对稳定，只有在乳母膳食蛋白质质量差且严重不足时乳汁中蛋白质的含量和组成才会受影响，或在乳母膳食脂肪严重超量时，乳汁中脂肪含量会增加。但是，维生素和矿物质的浓度则容易受乳母膳食影响。最易受影响的营养素包括维生素A、维生素C、维生素B_1、维生素B_2、维生素B_6、维生素B_{12}、碘及脂肪酸等。因此必须注重哺乳期的营养充足均衡，以保证乳汁的质和量。

对于哺乳期乳母而言，能量的需要量有所增加，一方面要满足母体自身对能量的需要；另一方面要供给乳汁所含的能量和乳汁分泌过程本身消耗的能量。推荐乳母每日膳食能量需要量较非妊娠期妇女增加2090千焦（500千卡）。衡量乳母能量摄入是否充足，应以泌乳量和母亲体重为依据。当母体能量摄入适当时，其分泌的乳汁量既能使婴儿感到饱足，且母体自身又能逐渐恢复到孕前体重。

第四章 康复篇

根据《中国居民膳食指南（2022版）》，哺乳期女性应在一般人群膳食指南的基础上，增加富含优质蛋白质及维生素A的动物性食物和海产品摄入，多喝汤水以保障泌乳量充足，选择碘盐以促进宝宝大脑发育，以及增加钙的补充（图18）。

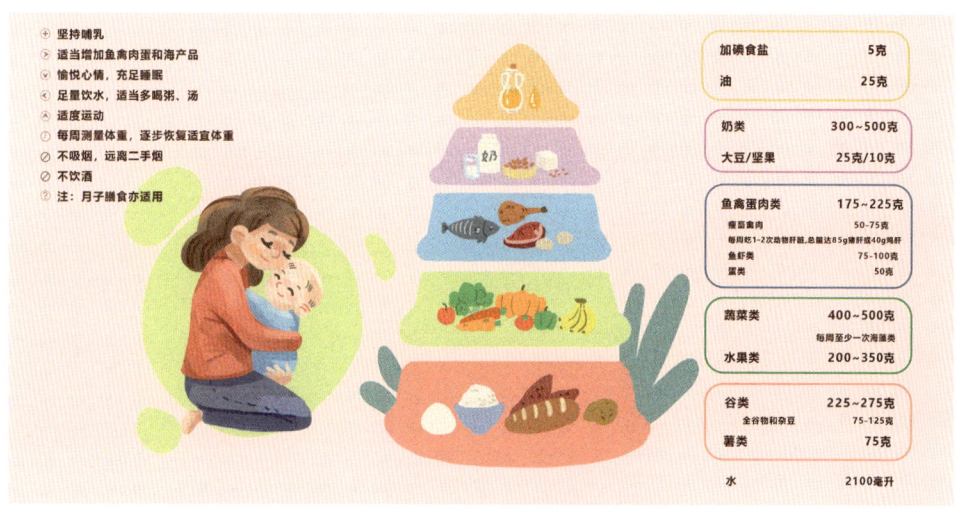

图18 中国哺乳期妇女平衡膳食宝塔

关键推荐包括：① 产褥期食物多样不过量，坚持整个哺乳期营养均衡；② 适量增加富含优质蛋白及维生素A的动物性食物和海产品，选用碘盐，合理补充维生素D；③ 家庭支持，愉悦心情，充足睡眠，坚持母乳喂养；④ 增加身体活动，促进产后恢复健康体重；⑤ 多喝汤和水，限制浓茶和咖啡，忌烟酒。

乳母每日食物建议量：谷类225～275克，其中全谷物和杂豆75～125克；薯类75克；蔬菜类400～500克，每周至少1次海藻类；水果类200～350克；鱼、禽、蛋、肉类（含动物内脏）每日总量为

175～225克,其中瘦畜禽肉50～75克,鱼虾类75～100克,蛋类50克,每周食用1～2次动物肝脏,总量达85克猪肝或40克鸡肝;奶类300～500克;大豆25克或坚果10克;烹调油25克;加碘食盐5克;水2100毫升。

产后动起来,身体恢复快

由于妊娠、分娩所造成的局部损伤,部分肌肉和其他组织的弹性纤维部分断裂,甚至出现炎症和水肿。此外,肌腱、骨的连接点也会发生变化,产后肌肉的力量下降,肌腱的强度也开始下降,连接骨关节的韧带变得松弛,关节功能下降,身体运动能力下降。因此必须进行科学的产后康复运动。

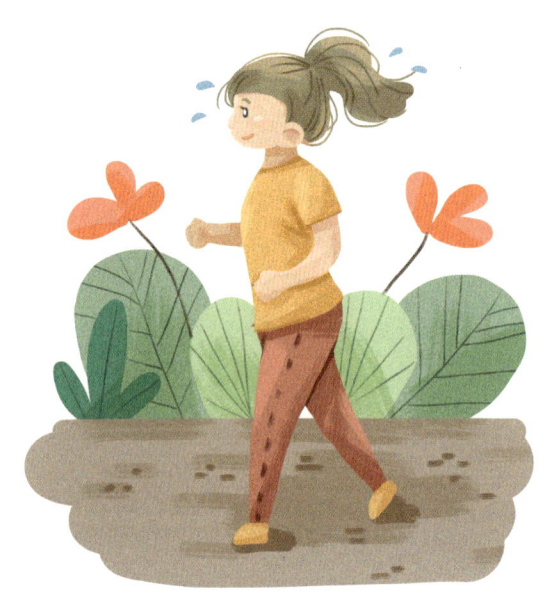

第四章 康复篇

产后妈妈一定要抓住产后恢复期这个时机，重塑身体，如果做得好，身体在产后能够恢复到孕前水平，甚至超过原来的水平。不管是否为了再次怀孕，都会受益终身。

科学的产后康复运动需要按照产后的不同时期进行运动指导，并分成顺产妈妈和剖宫产妈妈两类人群来进行。

1. 顺产妈妈运动指导（表40）

表40 顺产妈妈运动指导（促进子宫恢复+活动关节+调节心情）

周数及目标	运动内容及顺序	组数(组)	运动强度（心率，次/分钟）	运动时间（分钟）	运动频率
1 产后第3天（开始）	腹肌+呼吸 徒手操 拉伸	各1	90～110	腹肌+呼吸1～2 徒手操2～3 拉伸2～5 共5～10	1～2次/日
2	徒手操 腹肌+呼吸 拉伸	各1	90～110	徒手操2～3 腹肌+呼吸1～2 拉伸2～5 共5～10	1～2次/日
3	走+徒手操 拉伸 腹肌+呼吸	各1	90～110	走+徒手操3～5 拉伸1～2 腹肌+呼吸2～3 共5～10	2～3次/日
4 活动关节	走+徒手操 拉伸 腹肌+呼吸	各1	90～120	走+徒手操3～5 拉伸1～2 腹肌+呼吸2～3 共5～10	2～3次/日

妊娠期糖尿病 管理手册

（续表）

周数及目标	运动内容及顺序	组数（组）	运动强度（心率，次/分钟）	运动时间（分钟）	运动频率
5 调节心情	徒手操 拉伸 腹肌+呼吸 走	各1	90～120	徒手操2～3 拉伸1～2 腹肌+呼吸3～5 走3～5 共10～15	2次/日 4～5次/周
6 调节心情	徒手操 拉伸 腹肌+呼吸 走	各1	100～130	徒手操2～3 拉伸1～2 腹肌+呼吸3～5 走5～10 共15～20	1～2次/日 3～4次/周

注：从产后第3天开始，产后42天运动建议。

2. 剖宫产妈妈运动指导（表41）

表41　剖宫产妈妈运动指导（促进子宫恢复+活动关节+调节心情）

周数	运动内容及顺序	组数（组）	运动强度（心率，次/分钟）	运动时间（分钟）	运动频率
1 产后第4天	呼吸 拉伸 徒手操	各1	90～110	呼吸1～3 拉伸2～3 徒手操2～5 共5～10	1～2次/日
2	呼吸 拉伸 徒手操	各1	90～110	呼吸1～3 拉伸2～3 徒手操2～5 共5～10	1～2次/日
3	徒手操 呼吸 拉伸	各1	90～110	徒手操3～5 呼吸3～5 拉伸3～5 共10～15	2次/日

第四章　康复篇

（续表）

周数	运动内容及顺序	组数（组）	运动强度（心率,次/分钟）	运动时间（分钟）	运动频率
4	走+徒手操 腹肌 呼吸 拉伸	各1	90～120	走+徒手操 3～5 腹肌 2～3 呼吸 2～3 拉伸 3～5 共 10～15	2次/日
5	呼吸 腹肌 走+徒手操 拉伸	各1	90～120	呼吸 2～3 腹肌 2～3 走+徒手操 3～5 拉伸 3～5 共 10～15	2次/日
6	呼吸 腹肌 拉伸 走+徒手操	各1	100～130	呼吸 2～3 腹肌 3～5 拉伸 2～3 走+徒手 5～10 共 15～20	1～2次/日

注：从产后第4天开始，产后42天运动建议。

3. 产后第 7 周到 6 个月（表 42）

表 42　产后第 7 周到 6 个月运动指导表
（肌肉功能恢复 + 身材管理 + 调节心情）

周数及月份	运动内容及顺序	组数（组）	运动强度（心率，次/分钟）	运动时间（分钟）	运动频率
7～8 周	走 + 呼吸 拉伸 徒手操	各 1	90～110	走 + 呼吸 10～15 拉伸 2～3 徒手操 2～5 共 15～20	1～2 次/日
3 个月	呼吸 + 腹肌 拉伸 徒手操 走 + 慢跑	各 1	90～110	呼吸 + 腹肌 10～15 拉伸 3～5 徒手操 3～5 走 + 慢跑 10～15 共 25～40	1 次/日 4～5 次/周
4 个月	走 + 慢跑 呼吸 拉伸 徒手操 盆底肌	各 1	90～110	走 + 慢跑 10～15 呼吸 3～5 拉伸 3～5 徒手操 3～5 盆底肌 10～15 共 30～45	1 次/日 4～5 次/周
5 个月	走 + 慢跑 + 徒手操 腹肌 + 盆底肌 呼吸 拉伸	各 1	110～140	走 + 慢跑 + 徒手操 15～20 腹肌 + 盆底肌 10～15 呼吸 3～5 拉伸 3～5 共 30～45	1 次/日 4～5 次/周

第四章 康复篇

（续表）

周数及月份	运动内容及顺序	组数（组）	运动强度（心率，次/分钟）	运动时间（分钟）	运动频率
6个月	走+慢跑+徒手操 拉伸 呼吸 腹肌+盆底肌	各1	110～140	走+慢跑+徒手操 10～15 拉伸 5～10 呼吸 3～5 腹肌+盆底肌 10～15 共30～45	1次/日 4～5次/周

注：从产后第7周开始，为产后6个月运动建议。

4. 运动指导的目标说明

推荐的动作设计充分考虑了产后肌肉训练的需要。通过有氧运动+力量练习，重点部位，重点安排。对于心肺功能和关节功能也综合考虑。结合哺乳的需求，规定了适宜的心率范围，以控制运动强度，并通过总时间的把握控制运动量。除了推荐的运动，还可以加入自己喜欢的运动，如游泳、瑜伽等，以增加锻炼的兴趣。

6周后逐步增加了盆底肌和腹肌的综合练习等。运动时间从每日15分钟逐渐增加到每日45分钟，每周坚持4～5次，形成规律。对于剖宫产的产妇，应根据自身状况（如贫血和伤口恢复情况等），缓慢增加有氧运动及力量训练。但是，无论是顺产还是剖宫产，必须根据自身恢复情况量力而行，逐渐增加运动量和时长，最主要的是形成规律，长期坚持。欢迎关注腹肌练习、盆底肌练习、子宫养护徒手操、呼吸练习等视频（见本书后勒口处二维码）。

体重管理好，高糖风险少

产后体重滞留是女性近期（0～3年）和远期（7～21年）发生超重和肥胖的潜在危险因素，还与糖尿病、心脏病及高血压等慢性病的风险增加有关。临床统计发现，产后肥胖女性中出现糖尿病的人数是非糖尿病人数的4倍；产后肥胖高血压患者人数可达20%～50%，并伴随着肥胖程度的提高而增加。因此，降低女性产后体重滞留、预防产后肥胖的发生对促进女性健康有重要意义。

一般来讲，产妇在产后第6周，体重增加部分若仍无法恢复到产前10%以内的程度则定义为"产后肥胖"。例如，孕前体重50千克，产后第6周若还维持在60千克以上，则可被认为是"产后肥胖"。产后体重滞留已成为越来越普遍的现象，是女性肥胖的主要原因。

产后体重滞留的原因包括：妊娠期体重增加过多；孕产期生理结构变化，如妊娠期间脂肪代谢异常、妊娠水肿、产后水肿；产后运动量改变；焦虑、烦躁、生气、忧愁、愤怒等不良情绪使女性体内分泌系统功能失调；怀孕期与产后6个月饮食过量；产后未进行母乳喂养。

产后体重滞留的预防和干预措施包括：孕期体重管理，保持孕期适宜体重增加；产后坚持母乳喂养，进行膳食管理；适当增加体力活动量等。

第四章　康复篇

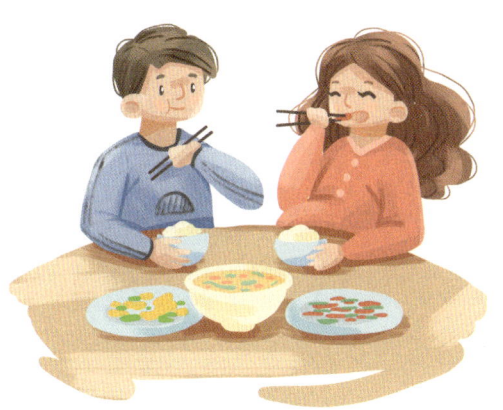

远离二手烟，健康乐开颜

吸"二手烟"也叫被动吸烟，是指不吸烟的人无可奈何地吸入别人吐出来的烟气和香烟燃烧时散发在环境中的烟雾，所以又称"强迫吸烟"。一项新的研究结果显示，吸烟的人患 2 型糖尿病的风险较高，包括主动吸烟者和被动吸烟者。吸二手烟越多，患糖尿病的概率越大，该研究结果发表在《糖尿病医疗》杂志上。所以哺乳期妇女及宝宝都应该远离二手烟。

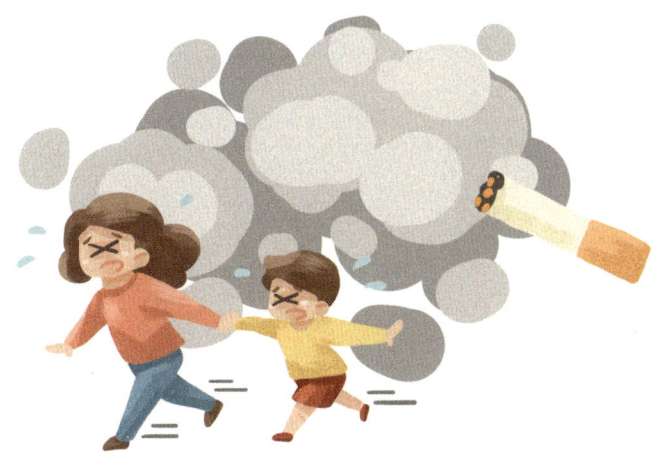

二、产后随访不可少,母婴安康最重要

妊娠期糖尿病会增加产妇远期发生糖尿病的风险,研究表明超过10%的妊娠期糖尿病孕妇在产后6周可演变成为2型糖尿病,产后15～25年内有50%～70%会发展成为2型糖尿病。妊娠期糖尿病孕妇及其子代均是糖尿病患病的高危人群,建议定期随访,及时发现异常情况,尽早干预。

产后血糖降,胰岛素减量

分娩后随着胎盘的娩出,产妇体内的雌激素、孕激素迅速下降,胰岛素抵抗在产后会急剧下降,因此需要重新评估和调整胰岛素的用量,通常产后最初几天的需要量是产前的一半。

避孕有方法,怀孕要计划

建议所有合并糖尿病的育龄期女性有效避孕和计划妊娠。

1. 妊娠期糖尿病女性产后避孕

根据血糖、分娩方式、是否再生育和再生育间隔等情况选择合适的避孕方式。

(1)哺乳期避孕

若同时满足产后半年内,纯母乳喂养和闭经3个条件,选择母乳喂养避孕可以预防98%的妊娠。

第四章 康复篇

（2）避孕药避孕

产后避孕的时机和方式选择需要考虑排卵恢复、静脉血栓风险及对泌乳的影响，考虑到避孕药可能会增加静脉血栓风险、影响血糖代谢、经过乳汁分泌，因此，GDM女性产后哺乳期间不宜使用避孕药避孕。针对GDM控制良好且产后不哺乳女性，复方口服避孕药不是绝对禁忌，在全面评估后可以选择，需要加强监测和随访。

（3）宫内节育器（IUD）避孕

针对GDM女性的产后避孕，已经完成生育任务者，如果产后6周血糖复查正常，可以选择在产后6周或者剖宫产半年后放置含铜宫内节育器（IUD）。若行剖宫产术，可在术中同时行产时宫内节育器放置，甚至选择绝育手术。

（4）工具避孕

如果准备18个月～3年内再孕，在没有采取含铜宫内节育器之前，又不能同时符合哺乳期避孕的3个要求，建议每次性生活都使用工具避孕，需注意，产后若血糖持续升高，使用宫内节育器甚至避孕套均可能增加生殖道感染的风险，建议GDM女性产后6周内和复查血糖正常前暂时禁止性生活。如果长期血糖不正常，建议每次用避孕套避孕，注意个人卫生，预防感染。

2. 糖尿病女性产后避孕

糖尿病女性产后避孕需要考虑糖尿病严重程度、血糖控制情况、哺乳情况及再生育间隔等。若血糖持续升高或波动剧烈，宫内节育器甚至避

孕套的使用均可能增加糖尿病女性的生殖道感染风险。因此，糖尿病女性尽量控制血糖的情况下，建议尽量满足哺乳期避孕的3个条件避孕，产后半年，若血糖控制良好，可以评估后选择宫内节育器或每次使用避孕套避孕。

复查糖耐量，掌握新状况

建议有妊娠期糖尿病病史的产妇于产后4～12周口服75克葡萄糖耐量试验，筛查糖尿病前期和糖尿病，诊断标准参照非妊娠期人群。具体参见第一章预防篇。

糖耐量异常，分类管理棒

有妊娠期糖尿病史的女性产后筛查如发现糖耐量异常，应根据血糖情况给予不同的干预措施。

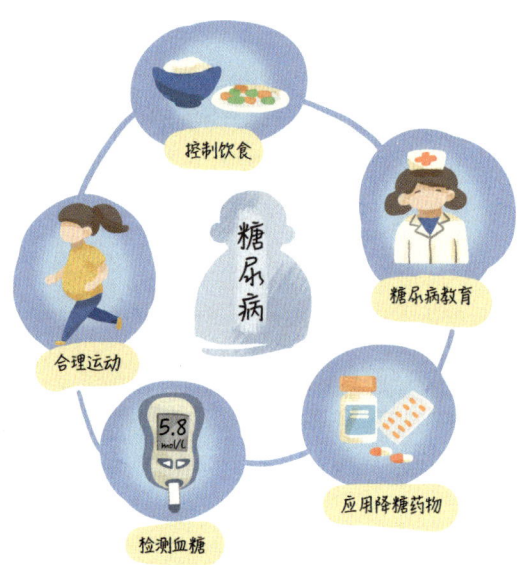

第四章 康复篇

如果属于糖尿病前期,应尽早进行生活方式的干预,包括合理膳食、规律运动和保持身体质量指数,也可在医生指导下口服降糖药二甲双胍治疗,预防糖尿病的发生。

对于新发的 2 型糖尿病应该给予综合降糖治疗,包括控制饮食、合理运动、监测血糖、糖尿病教育和应用降糖药物等措施。需注意,生活方式干预是 2 型糖尿病的基础治疗措施,应贯穿于糖尿病治疗的始终。医生不仅要努力提高糖尿病患者的血糖管理达标率,还应强调血压、血脂、蛋白尿等多种危险因素的综合控制,争取联合达标。

病程较短、预期寿命较长、无并发症、未合并心血管疾病的 2 型糖尿病患者,其糖化血红蛋白水平应控制在 6.5% 以下,空腹血糖控制在 4.4～7.0 毫摩尔/升,餐后血糖控制在＜10.0 毫摩尔/升,血压＜130/80 毫米汞柱,总胆固醇＜4.5 毫摩尔/升,高密度脂蛋白胆固醇＞1.3 毫摩尔/升,三酰甘油＜1.7 毫摩尔/升,低密度脂蛋白胆固醇＜2.6 毫摩尔/升,BMI＜24 千克每平方米。治疗的近期目标是控制高血糖、纠正代谢紊乱,消除症状,防止出现急性代谢并发症;远期目标是预防各种慢性并发症,提高糖尿病患者的生命质量和延长寿命。

血糖定期查,可防不可怕

对有妊娠期糖尿病病史的女性应至少每 3 年进行一次 2 型糖尿病或糖尿病前期筛查。即使产后 4～12 周 75 克葡萄糖耐量试验结果正常,亦应每 1～3 年进行一次 2 型糖尿病或糖尿病前期筛查,可以使用任意一种推荐的血糖监测方法（如每年糖化血红蛋白监测、每年空腹血糖监测或每3年进行75克葡萄糖耐量试验监测）进行持续评估，可参考2018年美国妇产科医师学会推荐妊娠期糖尿病产妇产后筛查和管理流程（图20）。

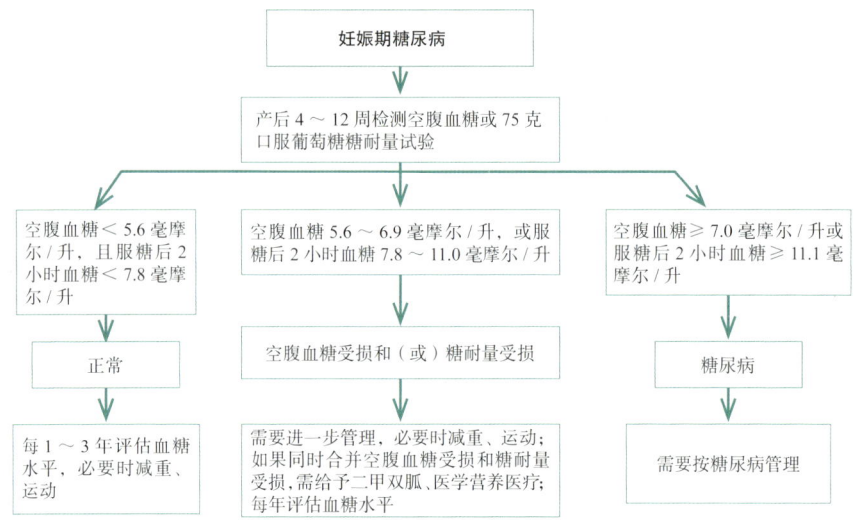

图20　2018年美国妇产科医师学会推荐妊娠期糖尿病产妇产后筛查和管理流程

孕前血糖高，筛查才知道

有研究数据显示，若孕妇罹患妊娠期糖尿病，下一胎再度发生妊娠期糖尿病的概率会提高，为33%～69%。因此，有妊娠期糖尿病病史的女性应在孕前筛查糖尿病，进行孕前保健以识别和治疗高血糖症，并预防先天畸形。

第四章 康复篇

身心双评估,产后全康复

妊娠期糖尿病女性产后保健应包括心理评估和健康保健,根据检查和评估情况,给予针对性指导,促进产后身心康复。

1. 心理评估

由于产后激素水平骤降、日夜照顾新生儿的疲惫、睡眠严重不足,还有家庭生活琐事增加,丈夫及家人的不理解、不配合,产妇常会有情绪低落、消极,容易流泪哭泣或者易激动等情绪,甚至会发展为产后抑郁症。建议产后进行心理评估,及时发现异常情况,做好情绪安抚工作,必要时接受综合干预,预防产后抑郁的发生。

2. 健康保健

妊娠期糖尿病产妇建议产后 6 周进行全面产后 42 天保健,接受保健指导,产后 42 天保健内容可包括以下方面(表 43)。

表 43 产后 42 天保健

检查分类	检查内容
问诊	有无多饮、多食、多尿、烦渴等症状
查体	血压、身高、体重、身体质量指数、腰围及臀围的测定,妇科检查、伤口、乳腺等
实验室检查	血常规、尿常规、尿妊娠试验、白带常规、75 克葡萄糖耐量试验,必要时血脂、胰岛素等
B 超	妇科或盆底 B 超等
其他检查	身体成分分析、营养评估、盆底功能评估等

儿童常保健，预防更关键

建议对糖尿病患者的子代进行随访及健康生活方式的指导，定期进行身长、体重、头围、腹围的测定，必要时检测血压及血糖。

在儿童青少年期就应避免过度喂养，避免高热量高脂肪的食物，避免体重增长过快，注意合理膳食、均衡饮食、多吃蔬果，规律运动，养成良好的生活习惯，预防肥胖、糖尿病等代谢性疾病的发生。

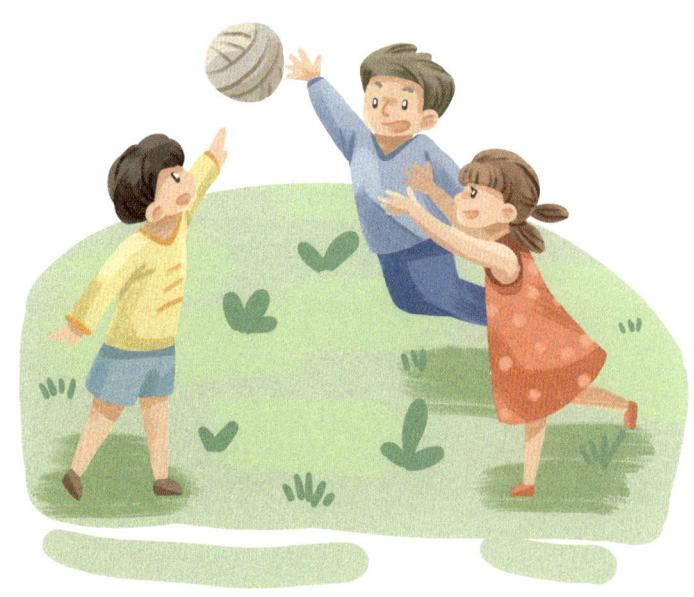

第五章

问答篇

妊娠期糖尿病 管理手册

1. 需要从孕前就开始预防妊娠期糖尿病吗？

答：需要。怀孕是一个特殊的过程，为了适应宝宝在宫内生长发育的需求，孕期的体内激素和胰岛功能会发生变化，容易发生妊娠期糖尿病。从备孕期起就开始进行饮食、运动及生活方式的调整，通过系统的孕前检查尽早发现是否存在与妊娠期糖尿病相关的高危因素，对预防妊娠期糖尿病、妊娠期高血压、妊娠期高血脂等营养相关性疾病的发生均有很大的好处。

2. 第一胎患过妊娠期糖尿病，第二胎还会患妊娠期糖尿病吗？

答：第一胎患过妊娠期糖尿病，第二胎时再次患妊娠期糖尿病的概率还是很高的。建议在下次怀孕前及孕早期尽早进行个体化营养管理与指导，以便降低妊娠期糖尿病的发病率。

3. 没有超重，孕前也要营养咨询吗？

答：体重只能宏观反映机体营养状态的情况。通过孕前营养咨询可以深入了解三大营养素能量供给比例是否合理，营养是否均衡，是否存在某种营养素缺乏或过剩，有无存在不良饮食习惯，同时进行身体成分分析并进行针对性营养指导，使机体处在一个最佳备孕状态，可以降低妊娠期糖尿病等营养相关性疾病的发生。

第五章 问答篇

4. 姐姐怀孕有妊娠期糖尿病，妹妹怀孕后会不会也血糖高呢？

答：糖尿病家族史属于妊娠期糖尿病的高危因素，如果同胞姐姐孕期患有妊娠期糖尿病，胞妹可能在饮食习惯、生活方式及遗传代谢方面与姐姐有相似之处，也较容易发生妊娠期糖尿病。因此，妹妹在备孕时就要注意预防妊娠期糖尿病，可以通过高危因素筛查了解身体的情况，如果存在高危因素，建议至专科门诊进行营养指导。

5. 素食者是否更利于预防妊娠期糖尿病？

答：素食者往往容易出现蛋白质摄入不足而碳水化合物摄入过多的情况，同样容易发生妊娠期糖尿病。另外，肉类中的微量元素（如铁、钙、锌等）含量和吸收率远高于植物性食物，肉食减少可导致构建机体的原料——蛋白质和多种维生素（如维生素 A、维生素 B_{12} 等）、矿物质等的缺乏，对宝宝的智力、体力、免疫力发育带来较大的影响。所以，建议孕期适当摄入动物性食物。如果因为各种原因不能吃肉类，则饮食应有足量的牛奶、鸡蛋、豆腐及豆制品作为弥补，同时注意增加全谷物、杂豆类食物的摄入。另外，还可在医生指导下补充维生素 B_{12}、铁、锌、钙、维生素 D、DHA 等营养素，有利于预防营养素的缺乏。

6. 双胎孕妇要如何预防妊娠期糖尿病？

答：双胎孕妇预防妊娠期糖尿病在饮食原则方面和单胎孕妇并无差异，即少食多餐、科学搭配、食物多样化、营养均衡，避免高糖、高脂、高盐饮食，同时合理运动，规律生活。但是双胎孕妇相对而言营养需求较单胎大，胰岛素相对不足可能更加明显，因而更容易发生妊娠期糖尿病；另外，双胎妊娠妊娠期高血压、羊水过多、早产、低出生体重儿等并发症的发生概率远高于单胎妊娠，所以，强烈建议双胎孕妇从孕早期开始就进行科学、持续的营养管理，预防妊娠期糖尿病的发生。

7. 平时上班比较忙，要如何预防妊娠期糖尿病？

答：上班较忙的女性，可能存在饮食不规律、睡眠和运动不足、精神压力较大等问题。要预防妊娠期糖尿病的发生，首先，要认识自己目前存在的不良因素；其次，要相信自己能够做出一些改变，接纳新的做法，并且可以坚持下去；最后，在行为上注意将这些改变巧妙地融入生活中。如意识到饮食不规律，则可以选择少食多餐的方法，不仅保证食物的摄入量，同时有利于保持血糖的平稳。如吃外卖较多，由于外卖往往存在高盐多油、蔬菜不足、杂粮缺乏等问题，推荐自己带饭。运动不足可以在上下班途中增加步行，利用零碎时间做做操。

第五章　问答篇

听听舒缓的音乐利于精神情绪的平和，与家人良好的沟通利于获得家人的支持与理解，保持规律充足的睡眠时间，这些都有利于预防妊娠期糖尿病的发生。

8.孕期体重没超标，是不是能敞开吃了？

答：当然不是！孕期是一个动态的过程，其中体重只是一个宏观监测指标。"敞开吃"可能是指碰到喜欢的食物就没有节制，如喜好高糖、高脂或高盐饮食，即使体重正常，但是长此以往就可能存在高血糖、高血脂、高血压等营养相关性疾病的发生风险。另外，胎儿的生长发育需要各种不同的宏量和微量营养素，"敞开吃"一方面可能容易造成能量过剩，胎儿偏大；另一方面可能存在营养失衡，如碳水化合物摄入过多，而蛋白质摄入不足，个别营养素缺乏等，不利于胎儿的生长发育。所以，我们提倡科学饮食，即少食多餐、科学搭配、食物多样化、营养均衡，这不仅能够使体重合理增长，而且有助于预防孕期多种并发症的发生。

妊娠期糖尿病 管理手册

9. 唐筛和糖筛是一回事吗？

答：有不少孕妇认为"唐筛"就是"糖筛"，其实这是两个完全不同的检查。"唐筛"其实是唐氏筛查，用于评估宝宝患有唐氏综合征（先天愚型）的风险高低，一般是在孕11~20周进行的。而"糖筛"也叫"糖耐量筛查"，指的是妊娠期糖尿病筛查，用于鉴别孕妇是否患有妊娠期糖尿病，一般是在孕24~28周进行的（表43）。

表43　唐氏筛查和糖耐量筛查对比

	唐筛	糖筛
全称	唐氏综合征产前筛查	妊娠期糖尿病筛查
检查对象	胎儿	孕妇
检查时间	孕11~20周	孕24~28周
检查方式	直接抽血	空腹及喝葡萄糖水后抽血
检查目的	胎儿患先天愚型的风险高低	孕妇是否患有妊娠期糖尿病

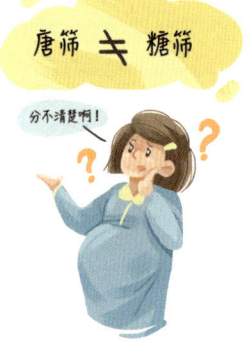
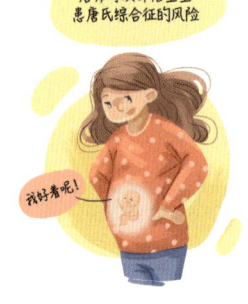
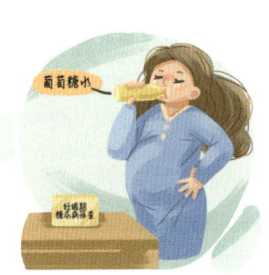

第五章 问答篇

10. 以前一直都是低血糖，突然查到糖尿病，是怎么回事？

答：很多人认为经常低血糖是不会患糖尿病的，其实不然。因为糖尿病患者的胰岛素分泌与血糖的波动往往并不同步，比起正常人，糖尿病患者的胰岛素分泌有所延迟，而且分泌量也较需要量少，从而导致血糖水平较高，较高的血糖又会刺激胰岛素的过度分泌，导致反应性低血糖的发生，如果进食了一些精细食物之后就比较容易出现这种情况。糖尿病患者的胰岛功能较正常人差，血糖水平不稳定，不加以控制则容易时高时低，反应性的低血糖不仅是糖尿病症状之一，也是一个提示信号。

11. 做糖耐量筛查之前需要节食或者清淡饮食吗？

答：不需要。筛查前应至少连续3天正常饮食，保持日常活动、体力劳动等如常即可，这样才能反映最真实的血糖调节情况。刻意节食或清淡饮食可能会导致结果假阴性，错过及时的诊断和治疗，危害孕妇和胎儿的健康。

12. 做糖耐量筛查的时候，喝完葡萄糖水后能运动吗？

答：不能。检查前和检查期间都要静坐休息，少量走动可以，这样比较贴近平时的生活状态，更能反映真实的血糖水平。如果刻意进行运动，会加速消耗体内的葡萄糖，导致血糖偏低，影响结果的准确性。

13. 做糖耐量筛查时，葡萄糖水能不能分几次慢慢喝？

答：可以一次性或者分几次喝完，但注意要在 5 分钟内把葡萄糖水全部喝完。测试的原理是要短时间内升高血糖，刺激体内胰岛素分泌，检测机体能否通过自我调节使血糖保持正常水平。所以，最好在规定时间内一次性喝完糖水，这样测试结果更为准确。

14. 24～28 周没有做过糖耐量筛查，之后还需要做吗？

答：需要。如果孕 24～28 周没有做过糖耐量筛查，则应在 28 周后首次就诊时做，特别是对于羊水过多、胎儿大于孕周、反复外阴阴道假丝酵母菌病等高危因素者，需要尽快安排，以便尽早诊断尽早治疗。

第五章 问答篇

15. 为什么同一时间，不同手指测得的血糖值不一样？

答：这是正常现象，因为身体不同部位的血管和神经并不是完全一致的，不同手指之间也会有细微的差异。而且不是同一滴血，血滴大小、扎入深浅、挤压力度和采血纸吸入量等也不是完全一样的，这些都会对血糖结果产生细微影响，所以不同手指测得的血糖值可能不一样。

16. 测血糖扎哪个手指比较好？

答：无名指感觉神经较为稀疏，痛感相对较低，而且无名指在生活中使用率较低，指尖采血后对日常生活、工作的影响及感染污物可能较小，所以一般建议选左手无名指。

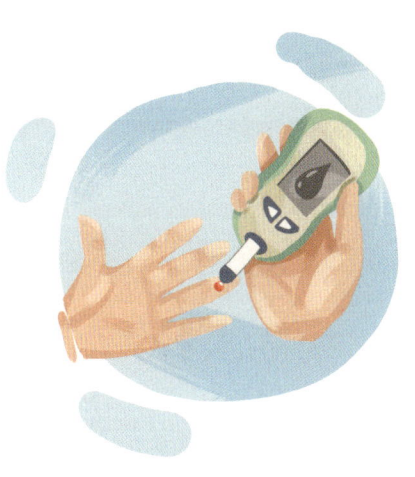

17. 扎手指的血量会不会影响测血糖的值？

答：血量过少可能引起检测的血糖值偏低，但也不需要太多，只需填满试纸的测试框即可。

18. 上网查的血糖异常标准，和医生说的孕妇的标准怎么不一样呢？

答：网上显示的血糖标准基本都是普通人群的参考标准，孕期妇女为满足胎儿及自身血糖需求，血糖消耗比普通人群高，相应会出现生理性的胰岛素分泌量增加，故孕期血糖标准要比普通人群的稍低，需要按照孕妇标准来诊断。

19. 餐后1小时、餐后2小时血糖是从什么时候开始算起？

答：餐后血糖是从食用第一口固体食物算时间，如早上8点开始吃早餐，9点即早餐后1小时，10点即早餐后2小时。其他餐次依此类推即可。

第五章 问答篇

20. 糖耐量筛查异常,是不是前段时间水果吃多了,可不可以再复查 1 次?

答:正常进行糖耐量筛查,如果结果异常说明机体对糖代谢能力不足,需要进行医学管理,这种情况如果再次喝葡萄糖水,其实是加重胰岛的负担,反而不利于病情控制,所以不建议再次复查糖耐量。

21. 妊娠期糖尿病血糖控制好就行了吗?

答:妊娠期糖尿病的控制目标不只是血糖控制在正常范围,更要保证母亲和宝宝的营养需要,预防并发症的发生。所以我们在监测血糖的同时,还需要监测体重、血压、酮体、尿蛋白、糖化血红蛋白等指标,定期进行 B 超、胎心监护等检查,以便全面了解母体和胎儿情况。

22. 孕 24 周糖耐量筛查没有问题,是不是就可以随便吃?

答:不可以。怀孕是一个复杂动态变化的过程。随着孕周的增加,胎儿对营养物质需求增加,孕妇体内产生拮抗胰岛素样物质增加,对胰岛素的敏感性降低,即使孕中期做糖耐量筛查血糖正常,若不注意饮食管理,在孕晚期同样可能会出现血糖异常。所以,不能因为通过

妊娠期糖尿病 管理手册

一次测试就开始放松，而应在整个孕期保持科学的饮食习惯，如出现体重增长过快、羊水过多、大于胎龄儿情况应及时就医，排除血糖高等因素的影响。

23. 饮食能否起到预防和治疗妊娠期糖尿病的作用？

答：孕前超重或肥胖可使妊娠期糖尿病的风险增加，需要通过营养治疗使孕前体重达到理想体重。有一项研究以妊娠前肥胖者为对象，在妊娠12～28周，由专业营养师为研究对象制定详细的饮食计划，并要求其准确记录每日摄入量。经过干预，GDM发生率较对照组明显下降（2.2%与34.6%）。若具有较好的依从性，通过妊娠早、中期饮食干预，可以有效降低GDM的发生率，预防GDM饮食干预的起始时间越早越好。通过正确的管理，大多数妊娠期糖尿病孕妇可以获得与普通人群相似的妊娠结局，医学营养治疗是最重要的管理措施之一，是妊娠期糖尿病健康管理的基石。饮食控制可使75%～80%（甚至90%以上）的妊娠期糖尿病患者血糖达到正常，并降低入院次数和胰岛素的使用率。约有50%的妊娠期糖尿病患者可能在未来的妊娠中再次发生妊娠期糖尿病，其一生中有高达70%的风险发生2型糖尿病。研究显示，通过改变包括饮食在内的生活方式和药物治疗可以使有GDM病史的妇女发生糖尿病的比例减少至少50%。

第五章 问答篇

24. 妊娠期糖尿病的主食应该吃多少？

答：碳水化合物的摄入量是决定血糖水平的主要因素。在同样的碳水化合物的摄入量下，血糖指数更低的食物对血糖影响更小。脑细胞、红细胞、肾髓质、免疫细胞以葡萄糖为主要能量来源，为了保证它们对葡萄糖的需要，并且避免酮体的产生，每日碳水化合物不低于175克（主食4两以上）。

25. 妊娠期糖尿病的主食应该如何选择？

答：杂粮饭是合适的正餐主食，蒸饭时，可采用杂豆杂米（如燕麦米、荞麦粒、苦荞米、大麦、高粱米、红米、紫米、糙米、赤小豆、绿豆）预混合约50%，另一半为大米。不宜选择各种谷物流食，如大米粥、杂米粥、疙瘩汤、杂豆豆浆等。不宜选择甜食、白面包、无糖糕点、饼干、煮玉米或油炸主食。以包子、饺子、馅饼、油饼、炒饭、炒面、米粉、面条等食物为主的餐式，往往餐后血糖不好控制。

26. 妊娠期糖尿病患者营养需求方面有什么特殊？

答：合并糖尿病的孕妇与普通孕妇的营养需求是相似的，平衡膳食，食物多样，保证从各类食物中获取充足的营养素。只是在食物定量、餐次分配等方面要求更严。

27. 血糖高，最近监测血糖一直正常，之后还要继续监测吗？

答：需要。孕期机体对血糖的代谢不是一成不变的。由于母体和胎儿对胰岛素的需求随着孕周增加逐渐上升，相对胰岛素不足会更加明显；另外孕周增加，胎盘分泌的激素（如雌激素、孕激素、胎盘泌乳素等）也会增加，这些具有升高血糖的作用。也就是说随着孕周增加，孕妇控制血糖的难度更大，所以即使血糖监测正常，后期依然需要继续监测。

28. 血糖高，是不是少吃点主食就可以了？

答：主食摄入过少，会导致能量来源缺乏，身体会消耗脂肪和蛋白质来提供能量，脂肪分解产生酮体，造成胎儿神经系统的损伤。所以，为了控制血糖，刻意减少主食的摄入是不可取的。

第五章　问答篇

29. 孕足月快分娩了是不是就不用控制饮食了？

答：临产前如不继续控制饮食同样容易引发高血糖，糖尿病孕妇所分娩的新生儿在胎儿时期如果受到母体血糖过高的影响，会导致胰岛素分泌过剩，形成高胰岛素血症，增加一系列新生儿疾病的发生风险，如新生儿低血糖、新生儿呼吸窘迫综合征等。所以，孕足月同样要注意科学饮食，控制好血糖。

30. 每次产检来医院检查血糖都是正常，还需要在家监测血糖吗？

答：对于孕期无特殊情况的孕妇而言，产检时间建议孕中期一般1个月1次，28周后每2周1次，36周后1周1次。即使孕妇完全按医嘱产检，每次产检都测血糖，但在两次产检中间相当长的时间里，如果不自我监测血糖，就对血糖情况一无所知，也就无法及时发现异常，可能出现如低血糖、酮症酸中毒等并发症，这无论是对胎儿还是对孕妇来说都具有潜在的风险。所以即使孕妈产检血糖正常，仍然需要坚持自我监测血糖。

31. 孕期血糖高，总是控制不好怎么办？

答：首先，需要查看自己饮食上食物的品种、分量、烹饪方式、餐次安排是否正确；其次，有无运动、睡眠质量等众多可能会影响血糖代谢的因素。另外，有孕前超重、肥胖、糖尿病家族史等高危因素的孕妇，孕前可能就存在糖耐量受损的情况，控糖难度相对较大。所以，如果已经严格按照餐单饮食但血糖仍控制欠佳，建议咨询营养科医生，及时调整饮食、运动方案，必要时使用胰岛素治疗。

32. 睡眠不好会影响血糖吗？

答：睡眠不好是会影响血糖的。长期失眠或熬夜会导致交感神经过度兴奋，抑制胰岛素分泌，使肾上腺素等升糖激素分泌增加，从而使血糖升高。因此，每日需要保证6～8小时的睡眠，养成规律的作息习惯，尽量不要日夜颠倒。

33. 使用胰岛素会不会有什么不良反应？

答：胰岛素是人体自身就可产生与血糖代谢密切相关的激素，且胰岛素不经过胎盘，故不会对母儿产生明显的不良反应。对于通过饮食运动控制血糖效果欠佳的孕妇，胰岛素是妊娠期糖尿病的首选药物。

第五章 问答篇

34. 除了胰岛素，妊娠期糖尿病孕妇有什么口服药可以选择吗？

答：胰岛素因不经过胎盘，是妊娠期糖尿病的首选药物。二甲双胍等口服降糖药可通过胎盘，我国指南推荐在知情同意的基础上，对于胰岛素用量较大血糖仍难以控制达标或因各种原因拒绝应用胰岛素的孕妇（如胰岛素过敏），可慎用二甲双胍，且最好与胰岛素联用。

35. 孕期血糖高是不是吃糖吃多了引起的？是不是不吃甜食就可以了？

答：血糖高并不只是因为糖吃多了。妊娠中晚期，孕妇对胰岛素的敏感性下降，此时若胰岛素代偿性分泌量不足，易发生妊娠期糖尿病。在饮食方面，其实几乎所有的食物均含有碳水化合物，即我们所说的"糖"，只是不同的食物升糖指数不一样。甜食中因为添加较多的糖，所以相对于其他食物更容易升高血糖。除了蛋糕、糖果等甜食外，如米粥、肠粉、面包、馒头等众多不甜的食物升糖指数也较高，多吃同样容易引起高血糖。所以控制血糖并不是不吃甜食就可以了，而是要综合考虑营养需求，选择低升糖指数的食物，通过合理安排饮食、适当运动才能科学控糖。

36. 上班族孕妇该如何控糖呢？

答：对于上班族孕妇而言，合理膳食和适当运动，同样可以做到科学控糖。饮食方面，首先在办公室可以常备一些如杂粮饼干、奶类、水果、坚果等食物，用于上午和下午加餐。午餐建议按餐单带饭，杂粮饭可以在睡前用电饭锅预约煮饭，设定时间在起床前半小时即可，对于午餐的肉蛋类和蔬菜，最好能早晨做好带去上班地点，如无法备好，注意尽量选择少油清淡的肉蛋、蔬菜，并且尽量吃够餐单的建议摄入量。运动方面，可以利用上班途中、工作间隙或者午饭后，适当活动。

37. 血糖高的孕妇喝什么汤比较好？

答：汤的营养其实主要在于"汤渣"。对于妊娠期糖尿病的孕妇而言，汤水无特殊推荐，但需避免多油高盐，如果汤里添加淮山药、土豆等高淀粉的食材，注意减少主食的量。

38. 血糖高的孕妇，肚子不饿可以不吃吗？

答：不可以。每个孕妇的营养治疗方案都是综合考虑母体和胎儿生长发育的营养需求而个性化制订的。如果孕妇以自我感觉来饮食，不觉得饥饿就自行减少加餐或者饭量，容易出现体重不增、胎儿偏小、产生酮体等情况，所以即使不饿也要按照方案规律饮食。

第五章　问答篇

39. 吃杂粮会导致营养不良吗？

答：不会，相较于精粮米面，杂粮保留了更多的胚芽、谷皮等成分，颜色也较为鲜艳，含有更多的维生素（尤其是 B 族维生素）、花青素等营养成分，蛋白质、矿物质等营养成分往往也较多，所以食用杂粮不但不会营养不良，反而比精粮米面更营养健康，同时有利于血糖的稳定。

40. 控糖能吃水果吗，如何选择？

答：可以，当血糖控制较好时，可在两餐之间吃水果，每日 200 克左右，可选择苹果、李子、柚子、樱桃等低糖水果，菠萝和香蕉等血糖生成指数比较高，不宜选择。

41. 吃杂粮容易腹胀怎么办？

答：有些人吃杂粮可能会出现腹胀、消化不良等现象，可尝试将杂粮在蒸煮之前提前泡好，慢慢增加杂粮的量，让肠胃有一个适应的过程，同时建议适当增加运动量，有利于加强胃肠蠕动、提高消化能力。另外，可在咨询医生的前提下，服用多酶片、酵母片等助消化药物。

42. 血糖高的孕妇，可以喝骨头汤吗？

答：不建议多喝，一般的骨头汤，特别是筒骨等含有较多的脂肪，不利于控制血糖和血脂。另外，有些人认为喝骨头汤具有补钙效果，这是不科学的，骨头中的钙能释放到汤水里的量极为有限，其补钙的作用微乎其微。

43. 食用杂粮饭之后感觉便秘加重了怎么办？

答：首先我们需要确保每日有1700～1900毫升的饮水量。另外，需要保证足够的蔬菜、水果摄入量，每日的蔬菜摄入总量300～500克，水果200克左右。同时适当运动，对加强胃肠蠕动、提高消化能力也有好处。如果症状仍没有改善，可在咨询医生的前提下，服用乳果糖等药物辅助排便。

44. 血糖高，可以把杂粮打成糊来吃吗？

答：杂粮打成糊，会让食物过于容易消化吸收，消化产生的葡萄糖迅速进入血液，引起餐后血糖快速升高。所以，粗粮不建议细作，不要打成糊。

45. 血糖高的孕妇，可以喝什么奶呢？

答：奶是钙的最好食物来源，孕中晚期每日需要摄入各种奶类500克/天，血糖高的孕妇可以选择配方营养奶粉、脱脂奶、无糖酸奶等。

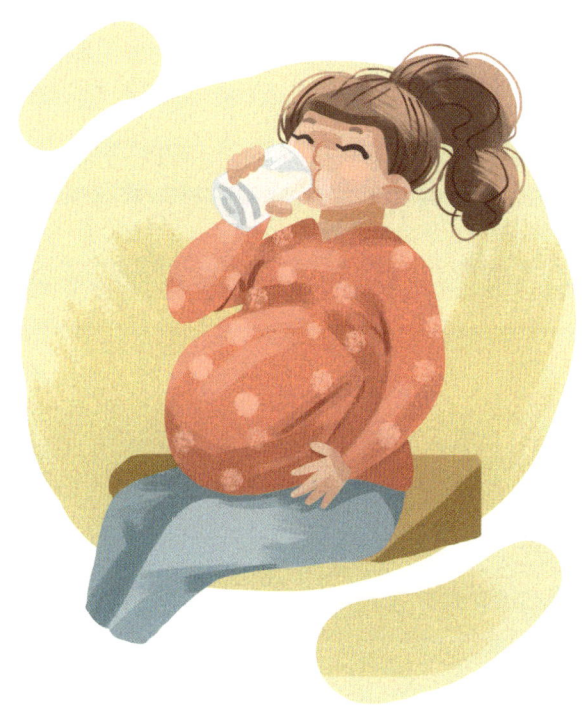

46. 配方营养粉对妊娠期糖尿病孕妇有什么益处？

答：目前已有针对妊娠期糖尿病孕妇提供的专用配方营养粉（如金唯儿孕妇配方营养粉），因其特有的营养配比特点，对妊娠期糖尿病孕妇有很多益处。①优化供能比：其成分中适当降低了精致碳水化合物含量，可减少对餐后血糖的影响，避免酮症酸中毒的发生。②营养素全面：富含优质蛋白、必需脂肪酸、多种维生素及矿物质等33种营养素，改善空腹血糖和糖代谢紊乱，全面支持孕期营养，控制并发症。③增加复合膳食纤维：如抗性糊精、菊粉等多种膳食纤维，可防止餐后血糖的快速升高，有助于血糖控制得更平稳。

47. 妊娠期糖尿病孕妇能吃零食吗？

答：妊娠期糖尿病孕妇在血糖控制较平稳的情况下，可以在加餐中适当选用零食，建议最好选用一些专门给妊娠期糖尿病孕妇设计的配方零食。目前已经有一些低升糖指数（GI）的零食，如低GI面包、低GI月饼、低GI粽子。这些零食具有高膳食纤维、低脂、低热量的特点，同时营养素配比含量明确，在控制食物升糖指数的同时也便于妊娠期糖尿病孕妇计量食物能量，从而使饮食控糖效果事半功倍。

第五章 问答篇

48.血糖高的孕妇，适合的运动方式有哪些？

答：血糖高的孕妇在排除严重的心肺疾病、前置胎盘、先兆早产、子痫前期等禁忌证的情况下，由专业医生评估，可以选择步行、慢跑、孕妇操、瑜伽、游泳、椭圆机等运动。对于排球、篮球、登山等有撞击或跌倒风险的运动需要避免。应结合个人日常生活、工作情况、运动习惯和爱好等制订适宜的运动治疗方案，运动中出现不适要立即停止运动。

49.血糖高的孕妇，一般步行多长时间合适？

答：运动可降低妊娠期基础胰岛素抵抗，是妊娠期糖尿病的综合治疗措施之一，建议每餐30分钟后进行中等强度的运动。步行是常用的简单有氧运动。运动的时间可自10分钟开始，逐步延长至30分钟。

50.血糖高，但是B超提示胎儿偏小，怎么办？

答：胎儿偏小，首先需要明确是否已按餐单里餐次、每餐次各类食物的建议量进行饮食。如确实已按餐单饮食，可以携带相关资料咨询营养科医生，营养科医生会根据实际情况调整餐单。同时需要进行遗传咨询，排除染色体异常等情况。

妊娠期糖尿病 管理手册

51. 妊娠期糖尿病，会不会导致一辈子都血糖高呢？

答：妊娠期糖尿病孕妇及其子代均是糖尿病患病的高危人群。相关研究结果显示，通过改变生活方式和药物治疗可以使有妊娠期糖尿病病史的妇女发生糖尿病的比例减少50%以上。因此，推荐所有妊娠期糖尿病孕妇在产后4～12周进行随访，进行糖耐量筛查，测定空腹及服糖后2小时血糖水平，继续保持健康的生活方式、合理饮食及适当运动，鼓励母乳喂养，必要时药物治疗，可以有效预防未来糖尿病的发生。

52. 妊娠期糖尿病的孕妇能不能顺产？

答：糖尿病本身不是剖宫产指征。糖尿病患者择期剖宫产的手术指征为糖尿病伴严重微血管病变或其他产科手术指征。对于妊娠期血糖控制不好且超声检查估计胎儿体重≥4000克者或既往有死胎、死产史者，可适当放宽剖宫产术指征。对于血糖控制良好的糖尿病患者，排除其他产科因素的前提下可阴道试产。

第五章 问答篇

53. 妊娠期糖尿病的产妇可以母乳喂养吗?

答:鼓励母乳喂养,产后母乳喂养可帮助产妇减重、增加母婴亲密关系、降低子代肥胖和2型糖尿病的发生风险。但母乳喂养的女性因碳水化合物分泌到乳汁中而较容易发生低血糖,所以在哺乳期建议少食多餐,使用胰岛素者建议降低用量避免低血糖。建议非肥胖的孕妇哺乳期每日摄入的热量较孕前增加500千卡,有条件的产妇可按照医生开具的个体化餐单进行饮食安排。

54. 妊娠期糖尿病产妇生完孩子是否可以恢复"正常饮食"了?

答:妊娠期糖尿病的孕妇约有50%的可能在未来的妊娠中再次发生妊娠期糖尿病,一生中有高达70%的风险发生2型糖尿病。因此,饮食控制应继续坚持。此外,糖尿病饮食基本与中国居民膳食指南相似,包括饮食结构、杂粮、蔬菜、烹调油等的建议摄入量等方面大体一致,从这个意义来说,"糖尿病饮食"才是真正的"正常"饮食。分娩前的一些不良饮食习惯,如爱吃甜食、蔬菜量少、油盐用量大等才是不正常的。

55. 妊娠期糖尿病患者产后还要吃杂粮饭吗？

答：全谷杂豆类食物中维生素、矿物质含量十分丰富，非常有利于提高乳汁质量。同时富含膳食纤维，既有利于控糖，又有利于预防产后便秘，所以，妊娠期糖尿病患者产后继续吃杂粮饭是有利的。

56. 妊娠期糖尿病患者产后可以吃蔬菜水果吗？

答：可以。蔬菜水果中所含维生素、膳食纤维等非常丰富，有利于产后伤口的恢复及泌乳。如果担心消化能力弱，可以将蔬菜水果煮熟吃。

57. 产后吃燕麦类食物会回奶吗？

答：按照古代医书记载，炒麦芽有回奶作用。燕麦和炒麦芽完全不是一种东西，无须担心回奶。相反，燕麦的营养价值很高，特别是维生素含量大大高于精大米，所以，吃燕麦类食物会比吃白米饭更有利于保证乳汁的质量。

附　录

糖妈妈说——控糖故事

故事一 自律、坚持、乐观：与妊娠期糖尿病斗争的三件法宝

抱着"试一试"的心态，我和爱人许先生启动了"造人"计划。没想到第一个月就得到了"小蜜蜂宝宝"的青睐，成功升级为准妈妈。此时的我和许多新手孕妈一样，整天上网查一些人绒毛膜促性腺激素（HCG）、黄体酮、胎心胎芽的知识，然后对照自己的检查结果，心情在喜悦、惶恐中来回切换。直到抢上了北京协和医院的产科号，心情才算镇定下来一些。

马姐姐的警告

初次见面，超过7周还没有胎心的我十分忐忑地走进了诊室，见到了人称"马姐姐"的知名医生马良坤教授，不安的情绪都被她几句话消除了。高兴的劲头儿还没过，马姐姐在了解到我有糖尿病家族史以后，就告知我是妊娠期糖尿病的高危人群，需要注意饮食、合理运动，并指导我做好记录，下次产检要"检查作业"。此时的我信心满满，自己从小就不爱吃甜食、不喝饮料，甚至连糖醋排骨、咕咾肉这样甜口的菜都不吃，一定能够控制好血糖。

孕早期建立良好的习惯

在网上买了一些书籍、查找了一些资料，又参加了马姐姐的"翻转课堂"以后，我和许先生对妊娠期糖尿病有了基本的认识，知道了大部分孕妇能够通过饮食+运动控制血糖，不需要使用胰岛素。我们制定了控糖计划1.0版本。

早餐	早加餐	午餐	午加餐	晚餐
玉米饼	酸奶	米饭	水果	杂粮米饭
水煮鸡蛋	干果	鸡肉或者鸭肉	苏打饼干	瘦肉或者鱼虾
凉拌菜		炒青菜		炒绿叶菜
豆浆		蔬菜汤		西红柿汤

控糖计划 1.0 版本

计划虽好,但是实际执行得并不理想——8 周以后我的妊娠反应特别强烈,整天反酸、头疼,单位的饭菜油多盐重,正餐基本上进食几口,隔一会儿吃一两片苏打饼干、水果或者黄瓜维持身体的消耗。这样一来,体重不仅没有增长,反而下降了 2 千克。因为害怕出现酮体,加上血糖正常,于是自己就放松了要求,增加了水果的摄入;同时由于白天上班没有时间锻炼,只能晚饭后散步,运动量自然不足,这也为后来血糖失控埋下了隐患。当时心里虽然有些担忧,但还是觉得多吃一点儿水果没什么大不了的,血糖不会上升那么快。

孕中期更精细化的管理

就这样到了 18 周,例行验尿的时候出现了可恶的葡萄糖。尽管可能是吃过午饭的原因,我心里还是有点慌乱,血糖该不会高了吧?于是第二天到家附近的医院验了血,拿到结果的那一刻十分崩溃:空腹血糖 5.4 毫摩尔/升!明明一个月以前检查只有 4.6 毫摩尔/升,半个月以前佩戴臂式血糖仪显示一切正常,难道就因为多吃了几口水果血糖突然就高了吗?

郁闷了好几天我才接受了现实,向营养科何书励医生求助。何医生为我制订了详细的饮食计划,并鼓励我尽量控制,争取顺利通过糖耐量试验。我反思了孕早期的不足之处,决定三餐自己做,还增加了晚加餐。这次制订了控糖计划 2.0 版本。

早餐	早加餐	午餐	午加餐	晚餐	晚加餐
杂粮馒头	无糖酸奶	杂粮米饭	水果	杂粮米饭	牛奶
水煮鸡蛋	干果	瘦肉或牛肉	杂粮馒头	鸡鸭或鱼虾	西红柿或黄瓜
牛奶	(不吃果脯)	炒绿叶菜		炒绿叶菜	
	水果	蔬菜汤		西红柿汤	

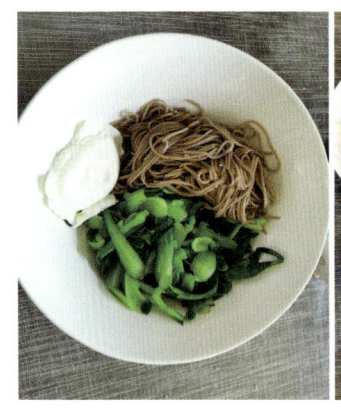
早餐

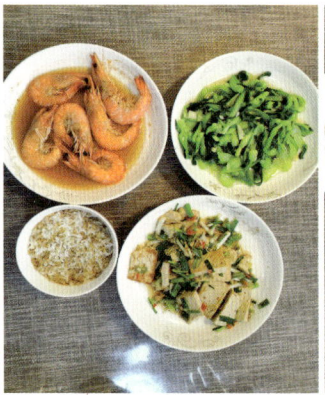
午餐

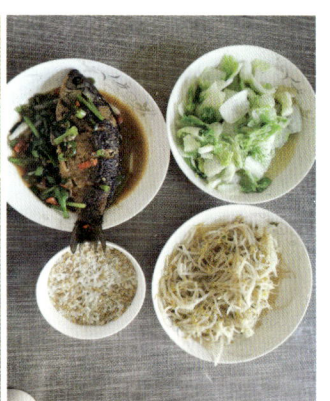
晚餐

控糖计划 2.0 版本

我的运动强度也提高了,早上上班之前利用瑜伽带锻炼,午饭后练习"六步法",晚饭后快走 30 分钟。此外,我还准备了血糖仪,每周监测 3 天。调整饮食 2 周后,血糖基本达标,我又恢复了对通过糖耐量试验的信心。

但是现实是残忍的,糖耐量试验那一天,喝完糖水以后我开始头晕、

恶心，心里暗暗觉得不好，这可能是身体没有办法消耗糖分的征兆。果不其然，糖耐量试验结果出来，空腹和 1 小时达标，但 2 小时数值高达 11.3 毫摩尔/升，足足比控制线 8.5 毫摩尔/升高出 33%！这 1 个月来，我不管再想吐都坚持吃完饭，再累都坚持运动，高糖分的水果一口不吃，低糖分的也没有超标，吃完水果还嘴馋，就吃西红柿和黄瓜。明明在家检测都是合格的，为什么还会这样？为什么我如此努力却是徒劳无用？是不是需要打胰岛素？以后是不是会转化成 2 型糖尿病？宝宝会不会受到影响？

在家流了一天眼泪，第二天带着紧张、焦虑的情绪，我走进了产科诊室。马姐姐说她在早期就预料到如此，让我不必过于自责；数值比较高，虽然我一直按要求吃饭，但是由于个体差异，不一定百分之百契合，需要更加精细化的管理。马姐姐给我一周的时间来调整，根据结果再决定是否使用胰岛素。于是我又参加了七天控糖计划，每日监测血糖、把食物拍照上传，营养师对我前一天的饮食做点评。

营养师发现了几个问题，指导我做出调整：

① 不随餐喝牛奶和汤；

② 杂粮和大米的比例由 1∶1 调整为 1∶2，小米精细化程度比较高，做饭时不添加；

③ 把部分主食调整到加餐吃；

④ 睡前不吃水果；

⑤ 适当吃一些荞麦面；

⑥ 增加牛奶和蛋白质的摄入。

通过精细化的管理，我半夜胃疼、餐后血糖高、宝宝偏小的问题得到了解决。再次见到马姐姐，她告诉我，营养师已经向她汇报了我的情况，我控制得非常好，不用打胰岛素。

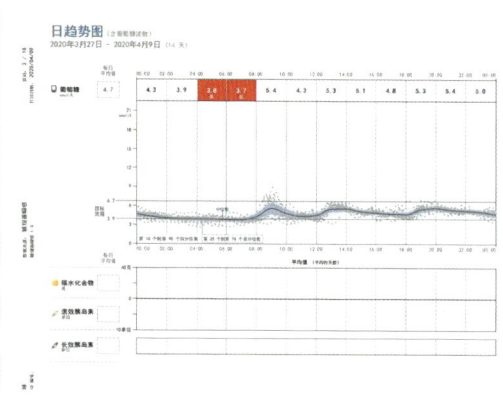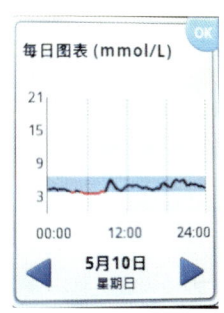

血糖趋势和监测

孕晚期坚持和乐观

通过营养师一对一的指导，我对怎么吃已经心中有数了。但是到孕晚期，新的问题又出现了：同样的饮食和运动，体重几乎不增长，血糖却在上升。我怀疑臂式血糖仪的准确性，就通过扎指血来对比，有时两个血糖仪数据相差非常大，就反复检测，十只手指头都扎满了针眼，也不知道到底哪个数值才准确。我的心情也被血糖操控了：血糖好，心情就很轻松；一旦发现稍微超标了，心情时而低落时而狂躁，甚至有冲动扔掉血糖仪放任不管；有时血糖太高，甚至觉得胸闷、头晕、喘不上气来。虽然许先生想尽办法安慰我，但我还是常会陷入负面情绪中难以自拔。

直到一次门诊，马姐姐发现了我情绪低落，提醒我"不要让血糖影

附 录

响了心情,要享受孕期",我才幡然醒悟。回想起第一次听到医生说"有胎心"时,第一次感觉到胎动时,第一次摸到宝宝的小脚丫时,我是多么惊喜和幸福,多么感谢命运的青睐,多么感谢"小蜜蜂"选择了不完美的我!孕期如此短暂而美妙,为什么我要把时间浪费在自怨自艾上呢?患上妊娠期糖尿病不是我的错,只要我控制饮食、加强运动,剩下的事情不是我能主宰的;再说了,现在医学发达,实在无法控制还可以用胰岛素干预,不会对宝宝造成不良影响。

或许是由于情绪稳定了,又或许是由于长时间的坚持,我的血糖大部分时间能够控制住,再到门诊时,马姐姐说我看起来状态非常好。目前我已经超过36周,宝宝已经快3千克了,虽然中间有一些小波澜,但是宝宝整体发育非常好。

回顾从怀孕以来的种种,我想告诉那些一样为妊娠期糖尿病所困的孕妇们,妊娠期糖尿病只是麻烦,并不可怕。要自律、坚持,还有最重要的是保持乐观的心态,享受跟宝宝"合体"的每一天吧!

(唐宁林)

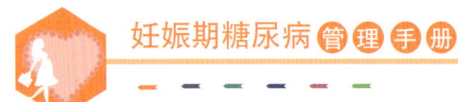

故事二 千难万难实不易，科学控糖来助益

我的两次怀孕经历与孕期管理的重要性

在2016年春天，我经历了一场噩梦。那是我第一次怀孕，羊水过少、胎盘低置、持续出血、胎儿肾脏结构不清等问题从孕10周开始接连出现，卧床保胎至19周后决定引产，引产手术前因为脐带脱垂而流产，术后染色体检验无异常未做病理分析，我将原因总结为孕前准备不足与孕期管理不当。

流产后我的健康状况堪忧，经历了近半年的焦虑情绪，身体虚弱不适，时常关节疼痛，体重高于孕前5千克难以恢复，此后一两年的时间都没能恢复到孕前的身心状态，又陆续查出桥本甲状腺炎与类风湿关节炎。在患病初期，我的情绪一度跌入谷底，怀疑自己的身体状况，对怀孕失去信心。在类风湿关节炎治疗初期的半年里，由于服用糖皮质激素，体重飙升到64千克。

第一次见到马医生，我谈到了以往的经历，说起上次流产时不禁心痛哽咽，马医生看出了我的焦虑，她和蔼又坚定地对我说："梁霄，你承不承认，你的类风湿疾病和你对于流产这件事难以释怀有直接关系！"我深深地点头，在钦佩马医生仁心妙手的同时，不禁感慕马医生启迪人心的智慧。从那以后，我努力遵照马医生的建议积极学习、坚持锻炼、好好吃饭、做好情绪管理、认真记录，愉快地体会和享受孕期每一天的变化。

附 录

我的妊娠期糖尿病自述

初识妊娠期糖尿病

由于平时和上次怀孕均未出现过血糖异常情况，加上这次怀孕在饮食管理、体重增长、体育锻炼方面都比较重视，我一度对于自己的血糖情况有些盲目乐观。

每次产检，马医生都会认真检查我的孕期日记，了解我的饮食状况，并再三强调妊娠期糖尿病预防、饮食管理和血糖控制的重要性，通过学习，我了解了妊娠期糖尿病的相关知识。

怀孕后为了适应胎儿的生长，孕妇的身体会出现一系列的改变，而这些激素的改变会让孕妇出现糖代谢异常的情况。如果在孕期出现妊娠期糖尿病，血糖没有控制好，会导致巨大儿、小于胎龄儿、胎儿宫内窘迫，甚至是胎死宫内等严重情况。

这次怀孕首先出现的困难是孕吐反应和体重下降。怀孕 6 周起出现恶心症状，胃口差，不喜肉食油腻辛辣，8 周开始出现孕吐反应，直至 18 周好转，体重从 59 千克下降至 56.8 千克。进入孕中期后，我曾多次前往孕期营养门诊进行诊断咨询，营养科医生每次为我进行辅导时都会强调在保证体重增长的同时，清淡烹饪，严格控制饮食结构，保证优质蛋白和蔬菜的摄入量，尤其是主食与水果的科学摄入，主食应尽量粗细对半且保证摄入量，避免面食、再加工主食、粥、甜食、根茎类高淀粉含量蔬菜、过量水果的摄入。

理解容易实践难，尤其随着孕吐反应消退与食欲增强及孕期胃口改

妊娠期糖尿病 管理手册

变,从孕18周开始,我的体重以平均每周500克左右的速度增长,口味也发生了改变,喜食蛋糕、巧克力等甜食(与孕前大相径庭),饮食管理的难度大大增加。在与嘴馋博弈的过程中,我每周允许自己吃1～2次面包或蛋糕类食品。其他时间依然严格按照控糖食谱饮食,并保证每日1小时以上的"六步走"锻炼。在此期间,空腹血糖化验结果均在正常范围内。

我成了糖妈妈

2月3日一早,我带着溶解好的葡萄糖水到医院进行糖耐量测试,第二天检测结果显示2小时葡萄糖超标,孕期最大的考验出现了。我当时的心情有一些沮丧,想到以后需要经常自己扎指血,心中更是抗拒不已。但转念一想,本来打算顺利通过后的蛋糕奖励未能得逞并不是坏事,顺利通过极易导致得意忘形,就像孕期管理课程里面的案例一样,通过糖耐量测试的孕妇自此以后放纵饮食以致1个月后体重增长失控,而糖妈妈坚持严格饮食管理,控糖有效,让自己和宝宝维持良好状态。

马医生看过检查结果后并没有批评我,而是鼓励我放松心态积极控糖。由于疫情影响,我申请了7天的控糖管理线上营养咨询,营养师每日监测我的空腹和三餐后的4次血糖检测结果、体重、三餐食谱和照片等信息,给予点评和指导,一周内正常居家饮食的血糖结果都在正常范围。

此后我每周进行2次血糖自测,孕34周起空腹血糖极易偏高,即便少食多餐,空腹血糖依然徘徊在5.2毫摩尔/升左右,时而偏高(5.3～5.5毫摩尔/升);孕36周后情况好转,医生说由于胎盘功能下降可以适当食用细粮。

附 录

糖妈妈的控糖心得

（1）主动学习

主动学习妊娠期糖尿病相关知识，丰富知识架构，了解问题产生的原因、表现、发展趋势及解决方法对于孕期管理大有裨益。主动学习不仅有助于应对妊娠期糖尿病问题，对于面对和处理孕期出现的其他问题都是有帮助的，丰富的知识储备有助于缓解孕期焦虑，理智寻求科学解决途径，而不是在问题出现时不知所措被情绪左右。妊娠期糖尿病就必须要少吃吗？凭借局限的认知和经验或人云亦云会陷入误区适得其反，盲目少吃导致低血糖对于孕妇和胎儿的危害远高于高血糖。

（2）积极记录

我从2019年9月28日开始记录孕期日记，主要内容为每日体重、三餐和运动情况。8个多月的数据记录资料非常珍贵，这些原始数据可以针对孕期的体重增长情况、营养摄入情况及运动量等情况进行追踪分析，便于医生了解情况。在我的孕期日记里还配有简短的文字和手绘图案用以记录心情，为我的孕期生活平添了很多乐趣。

妊娠期糖尿病 管理手册

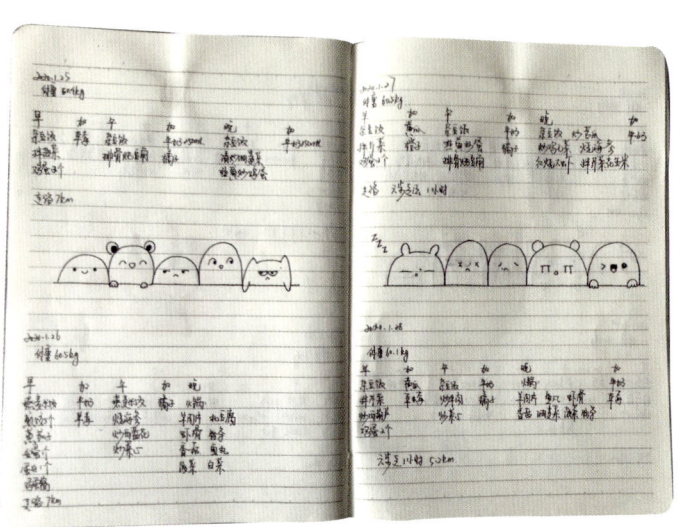

（3）控制饮食

在我第一次怀孕经历中，由于缺乏知识储备和孕期管理意识，截止到19周体重竟增长了5千克。超标的体重会增加诸多孕期风险，有害无益，不合理的饮食结构和体重增长情况也是诱发妊娠期糖尿病的原因之一。孕期身体代谢能力发生变化，应遵照医生建议少食多餐、饮食结构均衡、食物数量足种类丰富、食用杂粮饭，在保证蔬菜、蛋白质、钙、铁、DHA、叶酸、碘等营养的摄入量的同时，控制水果的摄入量。

亲，给你推送了一篇北京协和医院营养科的妊娠期糖尿病饮食视频，有时间您可以看一下。昨天的饮食缺少牛奶的摄入，白天的蛋白质搭配有点不合理，正常一天吃豆腐80克就可以，约可以代替50克的肉类，然后午餐晚餐蛋白质各吃75克、100克。看您昨天有记录血压情况，偏低，要注意低血压的问题哦。加油🌹

2月21日 上午11:25

谢谢闫老师，一定认真学习。
昨天吃了杂粮馒头喝不下牛奶🥲
肉和豆腐的量今天改进🤗
低压从孕中期开始就常常不过50，马老师说增加锻炼会有帮助，目前倒是没有什么不适🤗
感谢指导🌹继续加油🤗

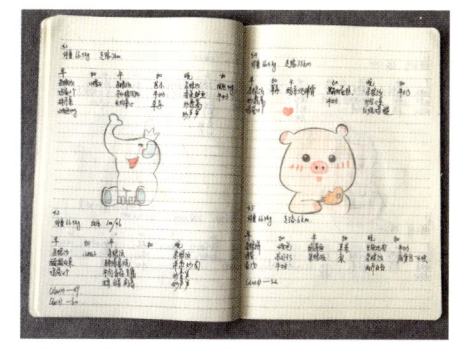

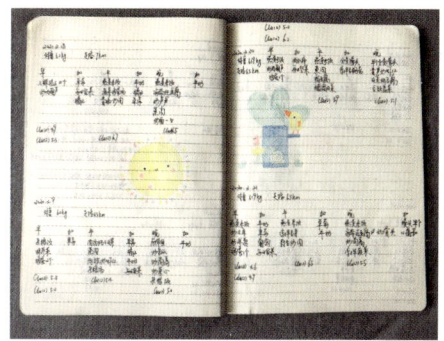

（4）孕期运动

健步走是我整个孕期的主要运动方式，孕早期和孕中期日均走路6千米，步速为每小时5千米左右，孕晚期逐渐减量减速。孕期运动帮助我在孕期保持良好的身心状态、动作敏捷、精力旺盛、体力充沛、抵抗力良好，整个孕期未发生感冒。同时，户外走步有助于控制血糖。

（5）情绪管理

怀孕不是生病，过度紧张焦虑对于孕妇自身和胎儿有害无益，负面情绪是正常现象，孕期确实易出现情绪敏感，但不应放任情绪任其摆布。马医生常说世上只有3件事——老天的事、别人的事、自己的事，老天的

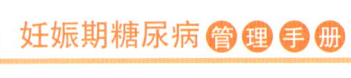

事不用管，别人的事管不了，要做的就是管好自己的事。这句话给了我很多启发不止怀孕，身边多数的事情都是无法百分之百掌控的，妊娠风险无法避免，选择怀孕必然承担风险，自己该做的是按时产检、好好吃饭、适量运动、保持愉快，把精力都用在做好孕期管理上。孕期情绪管理课程中提到了认知的概念，生活中的很多问题是我们自己定义的问题，换个角度去看问题也许柳暗花明，被诊断为妊娠期糖尿病也有好的一面，部分糖妈妈的妊娠期糖尿病可通过饮食有效控制，一样可以顺利分娩健康的宝宝，所以与其浪费时间焦虑担忧，不如全力以赴积极面对。

（6）听医生的话

现今纷繁的信息渠道让多数人形成网络依赖，生病了习惯上网查，但是由于知识水平有限认知能力不足，难以甄别信息的准确性，反而适得其反。孕期中应认真产检，充分信任医生，听医生的话，而不是道听途说听信偏方，尤其对于妊娠期糖尿病的防控，我身边有一位孕妇无视医生建议，听信孕期多吃水果对孩子皮肤好，摄入水果过量，以致孕晚期因妊娠期糖尿病住院注射胰岛素治疗。

以上是我的孕期控糖心得体会，感恩有幸孕育小生命，感谢孕期得到马医生的帮助关照！

（梁霄）

附 录

故事三 前车之鉴不重视，贪吃零食得高糖

还没孩子的时候，我对怀孕有可能得妊娠期糖尿病一无所知。家人没有糖尿病病史，我经常健身运动，很注意饮食和体重控制，压根儿没想过妊娠期糖尿病轮到自己，也没听从医生的吩咐，这导致了严重的后果。后来我严格按照医生要求来执行，最后终于战胜了妊娠期糖尿病。

父亲患"糖尿病"

在怀孕前不久，父亲出现了"干渴"和"消瘦"症状，在我的认识中，这两种症状好像都是糖尿病的先兆，我立刻让父亲去医院做全身检查，结果显示父亲血糖指数为 18 毫摩尔/升，为糖尿病，医生要求马上住院。刚开始父亲不相信，时间长了就接受这个事实，不打针但是要终身吃药，要买血糖仪回家经常扎手指，从那时候起我开始帮父亲测血糖，也知道血糖仪的操作，只是万万没想到之后我也要用上。

按计划怀孕了，血糖问题也跟着来了

2019 年初，我按照计划怀孕了，一切都这么美好。在做糖耐量测试前，我因父亲患有糖尿病去过一次营养门诊。当时我问医生，父亲的糖尿病是因为上夜班，饮食无节制导致的，并不是先天患有糖尿病，是否对自己也会有影响？医生很明确地说"会"。医生给我上了一节营养课，还给我开了餐单，可是当时我怀着侥幸心理，觉得自己经常运动、吃得不多，不会有问题。没想到是我太天真了，当糖耐量测试结果出来后，我傻眼了，1 小时血糖结果超标，确诊为"妊娠期糖尿病"，要去营养科搭配餐单。我的体重增长得太快，吃的都是高糖食物，营养都长在自己身上，医生再

次看到我时说了一句:"怎么这么不听话……"

决心与高血糖做长期斗争

因为当初的侥幸心理,让我得了妊娠期糖尿病,我很后悔,其实每次就是贪嘴想吃甜食,觉得只吃一点儿多运动不会有问题,这种自以为是还是害了自己。幸运的是,我带着爸爸一起去广州市白云区妇幼保健院参加了"妊娠期糖尿病翻转课堂"的学习,课堂上了解到,通过科学的营养管理多数妊娠期糖尿病是可以控制好的。从那以后,我每日跟着父亲吃杂粮饭,少油少盐少糖,2~3天扎手指测血糖,餐后进行运动,医生说的每个点都谨记,记录每日三餐内容,检测到血糖高就积极找出原因。这样一直坚持到40周,我的体重基本稳定了,医生说后期控制得很好,现在"长胎不长肉",宝宝也发育得很好,同时父亲的血糖也通过控制降了下来,并受邀一同去参加"糖妈妈课堂"分享经验,唯一不同的是父亲要长期吃药,而我们不用,所以我们更要好好控制血糖。

宝宝因低血糖住进新生儿科

我以为自己血糖已经控制得很好,没想到宝宝出生便因低血糖而住进了新生儿科观察。我不想以后像父亲一样终身吃药,更不想将来我的宝宝也是如此。所以我决定,把孕期的习惯继续坚持下去,并告诫身边的亲朋好友,改善饮食、早睡早起、加强锻炼。如今,宝宝已健康出院,42天后复查血糖也正常了,但我还是继续按餐单来执行,我的家人也坚持这样做,将来我的宝宝也会如此,以期获得健康快乐的人生!

附 录

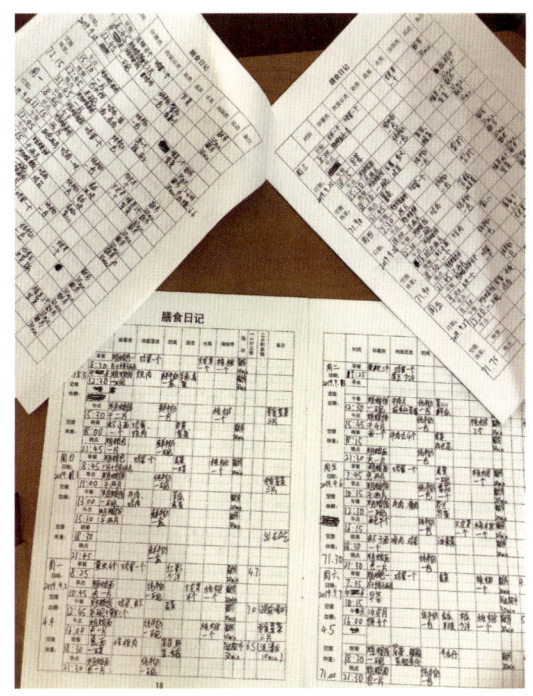

每日的膳食日记

后记

我希望通过自身的经历,给准妈妈们一些提醒。

按时做糖耐量测试,如果确诊妊娠期糖尿病,不要惊慌,但一定要重视!数据显示:80%～90%的准妈妈只需要调整饮食和运动,"管住嘴、迈开腿",就可以管理好血糖情况。

饮食方面:少食多餐(每日6餐)并注意每餐三大营养素摄入比例,记录每日的饮食(纸上或者APP)以便医生更好地了解孕妇最近的饮食状况。除了吃的频率,还要关注吃的内容、吃的时间,避免进食对血糖影响太大的甜食和精米精面。还有洗澡和运动后都要休息15分钟以上再测血糖(不然会偏高)。

运动方面：建议身体条件允许的准妈妈，每日都进行中等强度运动，每次 30 分钟为佳，如快走、爬楼梯、游泳等。同时，也建议准妈妈坚持每顿饭后散步 15～30 分钟。

（何诗韵）

附 录

故事四 做个认真生活的好妈妈

▌故事初始

我是一个 35 岁的高龄产妇，二胎准妈妈，老大 6 岁了。我本身虽然没有被确诊为糖尿病，但有明显的糖尿病家族遗传史，父亲、叔叔、伯伯都患有 2 型糖尿病。怀老大时已有糖耐量受损，前半程毫无顾忌，后半程每日三顿窝窝头，最后还是巨大儿，38 周剖宫产 4 千克重的大胖小子。去年 6 月份，也就是二胎怀孕前几个月，还因为不规则出血而在北京协和医院确诊为子宫瘢痕憩室，所以这次意外怀孕，我很担心胎盘附着在上次的瘢痕上。更可怕的是，我的母亲在她 35 岁和我现在同样年龄时由于二胎妊娠低血压导致产后轻微脑梗，卧床不起一年之久，至今还有些许后遗症。种种高危因素让马良坤教授（马教授对孕妇们亲如家人，我们更愿意叫她马姐姐）在我第一次到北京协和产科报到时就感叹："你太适合来我们这儿学习妊娠期糖尿病管理！"听到这话，我的心一下就放松了，所有的担心抛到了九霄云外。当时，像对其他所有准妈妈一样，马姐姐让我用手机拍摄了标注有"健康膳食安排、合理营养比例"的餐盘，嘱咐我回家记录饮食。

▌温柔"三联"

因为我本身就是一个心大的"佛系"妈妈，再加上又是二胎（自以为在养孩子方面很有经验），所以一离开诊室就把马姐姐的嘱咐忘得一干二净，回家什么都没记。结果在第二次就诊时被马姐姐来了个温柔"三联"。

第一步，温柔批评。

"孩子既然来了，你就要负起这个责任。"

第二步，幽默提醒。

马姐姐好像看透了我二胎想偷懒的心思，说："就算你二胎当猪养，你也得好好当猪养，当个好猪养。"

第三步，暖心暴击。

马姐姐帮我监测胎心，第一次听到二宝强有力的心跳声，我根本没反应过来。马姐姐贴心地提醒我拿出手机录下来，然后一句话直接把我说到热泪盈眶"孩子是个好孩子，就看你怎么养了啊！"

至此，我完全意识到我之前的心态是多么的不负责任，想想自己多重高危的体质，当初刚得知怀孕时害怕得不行，怎么建好档就觉得可以高枕无忧了呢？太让马姐姐操心了。于是我下定决心回家记录饮食，管理体重，看能不能把这件小事做好、坚持好。

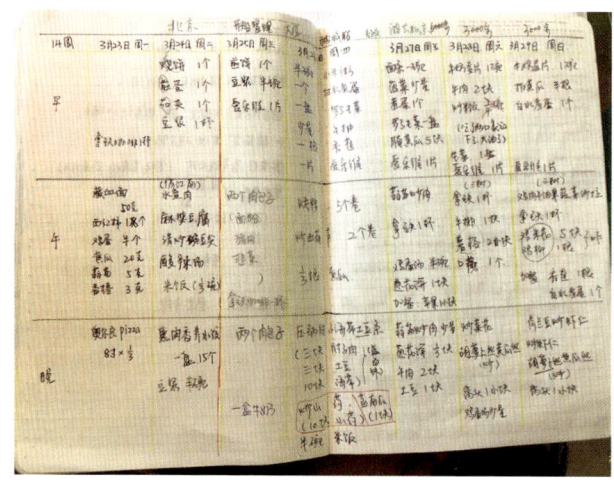

孕14周起开始记录饮食，不适合的食物在就诊时被马姐姐认真地画了出来

附 录

> **我的转变**

回家后，我不仅开始记录饮食情况，听马姐姐的"孕期健康网课"，还在北京协和医院妈妈群里群友们的推荐下阅读了马姐姐众多著作中的一本《协和产科医生的高龄二胎手记》，通过学习马姐姐43岁怀二胎期间健康管理的现身说法，系统地了解孕期心态、营养、运动、生活方式等与自己身心健康息息相关的内容。出乎意料的是，马姐姐提供的强大心理支持和营养健康知识，再加上我的高敏感体质，让每一顿营养餐、每一个生活细节的改善都成效显著。举个例子来说，我的家乡在盛产小麦的华北平原，面食是餐桌上的绝对霸主，而控糖需要忌口的很多食物，包括馒头、大饼、烧饼、馅饼、包子、饺子、面条等无一不是我30多年来的最爱。经常在去产检的当天早上来不及在家里做早饭，就在出发时早点店打包一份油酥烧饼，里面还得夹上一个煎蛋再加一个炸藕夹。

在了解了孕期营养知识之后，我确实能做到"碳水化合物加脂肪"这个组合每周不超过3次。但是，只有把一日三餐的具体内容落实到笔端后，才能完成真正的"回望、自省、自知"的过程，不记录的话，真的很难相信这是之前自己选择的食物，真对自己当初的无知者无畏感到害怕！其实，只需两三周的时间，三四次调整，身体就会意识到什么样的食物让自己的状态更轻盈、精力更充沛；什么样的食物让自己感到胃负担过重、昏昏欲睡，看到之前垂涎的高油高盐食物就并不想吃了，饭后自然也不会立即躺下休息，而是很喜欢散步、瑜伽这些温和无负担的运动了。膳食蛋白质、碳水化合物、纤维搭配得当，营养均衡又美味，能量满满又轻盈无负担，再也不会出现因早餐后血糖飙升昏昏欲睡的现象。

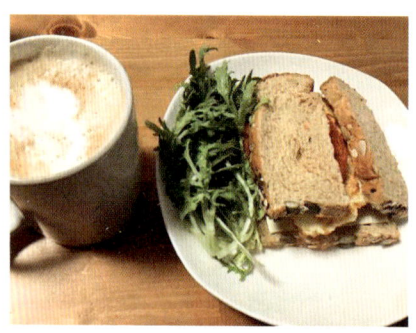
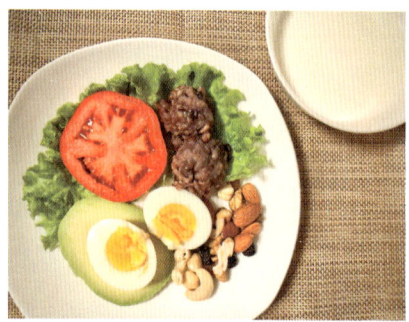
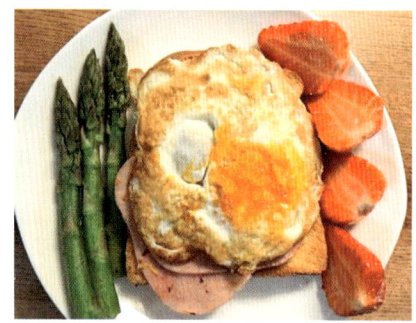
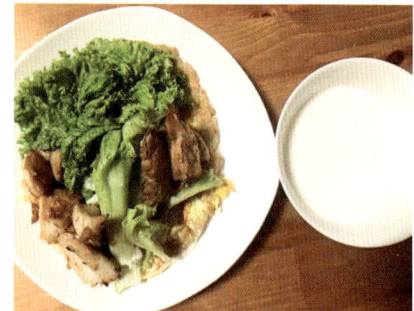

调整后的早餐

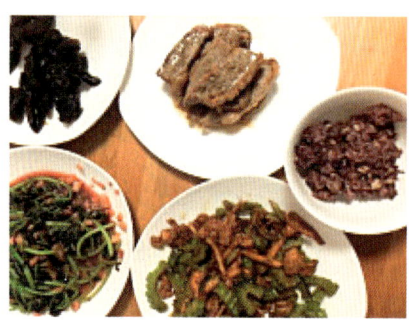
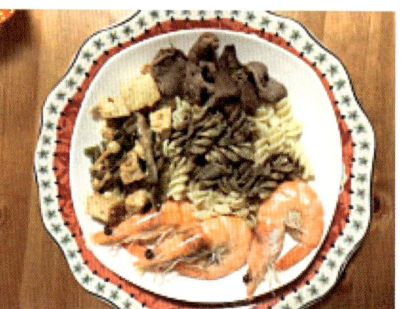

附 录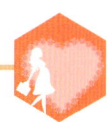

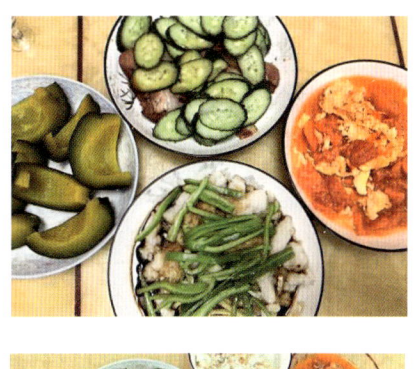
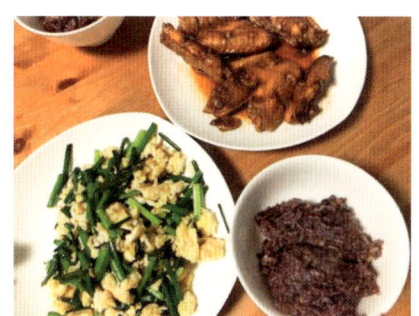
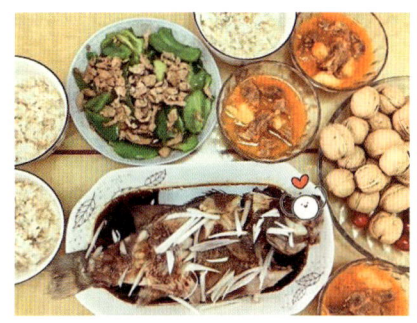
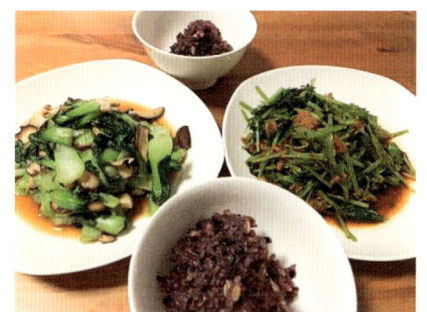

调整后的午餐和晚餐

控糖期间，我最大的变化是戒掉了含精糖食物，少盐、少油、使用优质油脂如橄榄油、亚麻籽油，将精米精面制作的主食换成营养丰富、升糖指数低的杂粮，并增加了蛋白质的摄取。饮食日记也记得认真多了，增加了运动、体重等的记录，页面不再潦草，这反映的是我生活态度的变化。

神奇的是，"记录饮食"这一个好习惯的养成，还影响到了我和家人生活的方方面面。现在，不管是和爱人的沟通，还是对大宝的教育，甚至整个家庭环境，都在我开始一笔一画地记录后产生了积极的变化！通过从调整个人的饮食和营养、运动方式、运动量，倾听身体的需求，我这个原本"心大"的人，养成了自我关照的习惯。于是，不仅一茶一饭、一言一行、一举一动，慢慢地竟也成了自我关照的对象。我体会到了家人对我的关怀、呵护，体察到了他们对一位温柔、细心的家庭女主人的需求，我开始反思，自己对家居卫生是否足够重视？对爱人、孩子是否足够尊重、理解、支持？我和他们的沟通是否温和、坚定？我在亲密关系中的表现是否还有进步的空间？"你如何对待生活，生活就如何对待你。"当这些问题一一显现时，我积极地应对，生活自然也给了我让人惊喜的答案。这和"吃得营养，身体健康"不是相似的道理吗？

相比之前流水账一样三笔两笔带过的日记，现在的日记更深刻、更工整，也更方便整理、反思。同样的道理，我出门携带的包包里的物品、家居用品的整理也发生了很大的变化，从以前的眉毛胡子一把抓，变成了现在的整洁有序。这一切都是从孕期在马姐姐指导下进行饮食记录开始的。

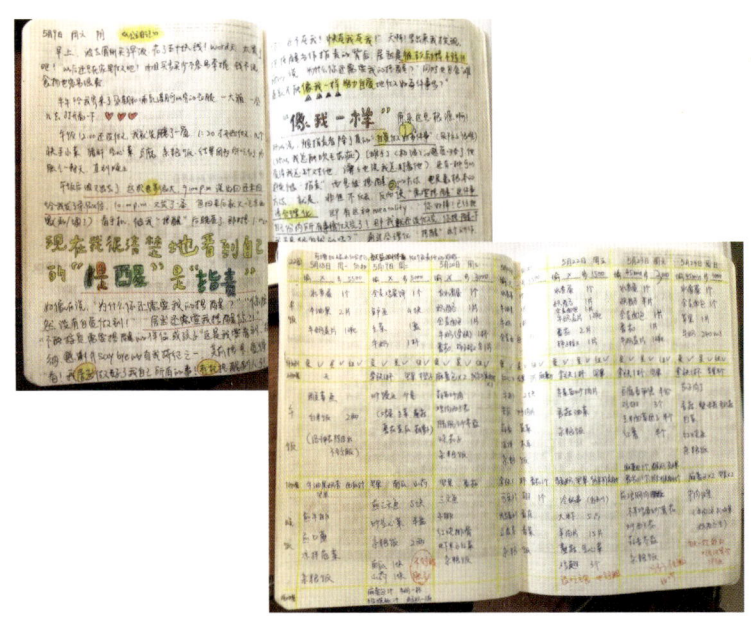

我的日记

附 录

▎未来的期许

感谢北京协和医院,感谢马姐姐,让我把孕期变成了一个人生的转折点。就像马姐姐说的:"你只是怀孕了,而不是病了。"现在22孕周的我正在毫无挂碍地等待24周糖耐量的测试。马姐姐告诉我,不论结果如何,我们都不怕,因为我们已经掌握了应对的方法。我真心地希望更多的准妈妈们能够有机会接触科学的孕期营养观和生活理念,健康、快乐、幸福地迎接宝宝的到来!

(刘向薇)

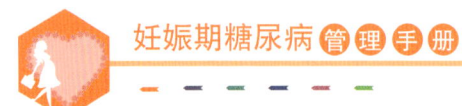

故事五 糖妈妈关爱营

2019年9月11日我如约去做孕期糖耐量测试。去医院前，自己对糖耐量测试是充满信心的，自认为糖尿病跟我无缘，我不肥胖，不爱甜食，今天的糖耐量测试肯定过关的。下午糖耐量测试结果就出来了，餐后2小时血糖值是9.52毫尔摩/升，而正常值是＜8.5毫尔摩/升，超了1.02毫尔摩/升。看到数值时，我呆住了，忍不住痛哭起来。

第二天我带着报告和先生直接去营养科报到，了解什么是妊娠期糖尿病，学习妊娠期糖尿病孕妇适合吃哪些食物，哪些食物是禁忌，什么时候可以喝水和喝汤，什么时候可以吃固体食物，吃多少的食物等，从营养科门诊出来时，手上多了一套资料——《妊娠期糖尿病孕妇个体化营养指导单》《妊娠期糖尿病膳食指导原则》《妊娠期糖尿病对母儿的影响》，我拿着这些资料看了一遍又一遍，只知道医生要我做什么，却不知道为何要这么做。自己也总结了一下为何患上了妊娠期糖尿病：餐后猛吃水果，少运动，嗜睡，水果是整箱买，一周可以吃掉一两箱，以为这一切都是为宝宝好。

之后1个月我严格按医生的要求来执行，按餐单饮食3天开始监测血糖，早起空腹1次＋饭后三餐1小时和2小时各1次，晚上睡觉前1次。控油盐，少食多餐，加蛋白粉，加消化片。调整营养餐单的饮食后，我的血糖控制得非常好。1个月后复查B超，查看宝宝的情况，发现宝宝从原来的偏小1周，变成了偏小3周。我的天呀！我吃了这么多的食物，为啥宝宝更小了？是不是哪里出了问题？

附 录

保健科的医生建议我转营养科,我没做任何犹豫立刻转去营养科(现在回想起来,很庆幸当时及时调整)。经朋友的介绍我结识了广州市白云区妇幼保健院营养科朱医生,给我安排时间面诊、听课并等待主任医师会诊。2019年10月22日,我参加了"糖妈妈关爱营"的课程,终于明白了为何医生一直强调食物要吃够,为何每日6餐每餐都不能漏。课堂上温柔漂亮的甘主任给我们详细介绍了何为妊娠期糖尿病,何为糖尿病酮症酸中毒,为何会对胎儿神经损伤等;并讲解了如何做到每日6餐,如何煲杂粮饭,如何让家人一起参与控糖,怎样餐后运动等。同样是讲解妊娠期糖尿病的危害及学习科学控糖知识,但是经甘主任的娓娓道来,原来焦虑不安的心情变得淡定了,医生带着我们一群糖妈妈们做了20分钟的"六步操",要求我们务必会做,每一个人都要做到位。整个课程非常愉快、轻松。

课程快结束时,听到《天之大》这首歌,自己哭得稀里哗啦,激动中也伴随着感动。自己感到最幸运的是,遇到了广州市白云区妇幼保健院营养科甘主任的团队组建的"糖妈妈关爱营",她们给予糖妈妈们饮食指导、心理疏导、运动指导,还给了一群糖妈妈们抱团取暖的机会。每次去甘主任门诊室,感觉诊室里的温度比外面高几度,特别温暖。糖妈妈们在门诊等待时,相互嘘寒问暖,相互支持,因为甘主任这一链条,让大家都相互熟络,相约相伴!

妊娠期糖尿病管理手册

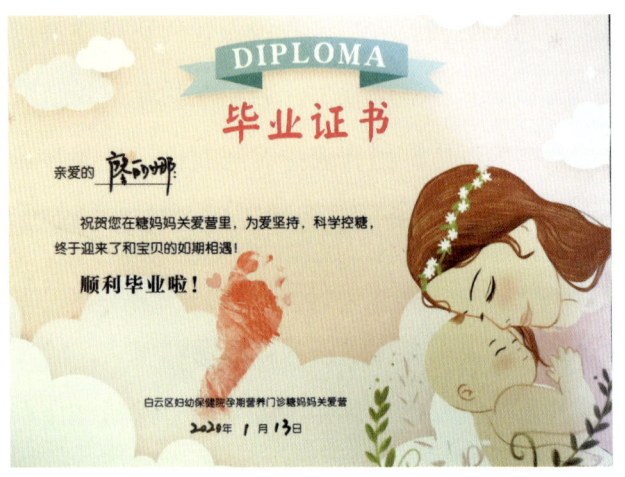

因自己是高龄产妇，本身伴随着高血压、高血糖，产科医生让我37周时终止妊娠，11月26日8：56剖宫产女婴2620克，小名小六（寓意一切顺利），宝宝的体重正常（生之前的愿望就是可以母婴同室，产科医生推我出产房时很开心地告诉我，可以母婴同室！让我喜极而泣），控糖初期的40天，宝宝从偏小一周成了偏小三周，控糖后期的34天，宝宝从偏小三周到体重正常，这来之不易的控糖成果都因为一路上有甘主任团队"糖妈妈关爱营"的陪伴。

整个孕期，我和宝宝都是幸运儿，遇到了给予我们莫大力量的糖妈妈关爱营。孕妇只需要严格按营养科门诊的餐单来实施，再加上适当的运动（"六步操"实操性很强，也不需要很大的空间），不吃甜、精、白、细、湿、糊、糯等食物，吃粗、杂、干、黑、少水等食物；一般都可以控制好血糖，同时做到长胎不长肉。可以一家人一直按此方法饮食，享受健康人生。

（廖丽娜）

附 录

故事六 科学指导自律坚持，打赢控糖攻坚战

妊娠期糖尿病病史回顾

说起妊娠期糖尿病这个问题，恐怕要从 7 年前怀孕第一胎说起。由于当时我没有任何经验加之早孕期保胎，前 4 个月我的体重涨了 5 千克，不合理的饮食结构加上不良的生活习惯为孕中期的糖耐量异常留下了隐患。由于建档之初空腹血糖一切正常，因此延续了早期的饮食、生活习惯，本人身高 164 厘米；到孕 24 周时体重已经达到 70 千克。糖耐量结果出来后，由于缺乏正确的认识、专业的指导，我陷入了极度焦虑的情绪，饮食控制过于严格，整个孕中后期体重仅仅增长了不到 2.5 千克，甚至还有不升反降的趋势，虽然血糖得到了控制，焦虑情绪却直接影响了我整个孕期的状态，进而影响了孩子的发育。37 周当天，我无征兆破水、孩子却只有 2.39 千克，是名副其实的足月小样儿。然而，妊娠期糖尿病的影响还远远没有结束，哺乳期由于担心血糖，情绪不稳，糖耐复查 2 小时轻度超标，导致糖耐量异常。加上因为担心孩子健康，每日郁郁寡欢，造成了产后抑郁，整整用了半年多的时间才走出了阴霾。孩子也因为低体重儿的原因，早期听力筛查不过关、后期生长曲线缓慢、从小脾胃不和，身体瘦弱，过敏性鼻炎频发。

摆正心态，学会自我健康管理

为此，我来到北京协和医院看营养科、内分泌科，听医生指导，自己上网查资料、学知识，后来发现一切的问题其实归根结底还是对糖尿病的认识不足、自身的相关知识储备不足，以及心态不佳造成的。要知道，人都有生老病死，生病是正常的，防病才应该是生活的常态。要从预防糖尿病的角度出发，改善自己的生活习惯从中获益才是正确的生活态度。所以个人认为，不论是妊娠期糖尿病还是普通糖尿病，首先要对疾病有良好的认识、有充足的科学知识储备，做好自身健康教育学习才能打赢战役。

7年来，在经意和不经意间，我都很注意相关知识的收集和了解。我认为糖尿病教育、饮食控制、运动疗法、日常监测是防控糖尿病的关键，专业科学的指导、持之以恒的精神、始终自律的态度是非常重要的三大因素。因此，7年间我几乎断了所有不健康甜食，这期间几乎没有间断地每日健身，保持良好的日常生活习惯，严格控制个人体重，为的是能有一个健康的体格给自己创造一个要二胎的机会。

再次妊娠，注重科学控糖

我认为专业的指导管理、饮食控制、运动健身、日常监测，是二胎妊娠期控糖的关键。

（1）专业的指导和管理

很幸运的是今年我如愿怀孕了。我知道年龄的原因加上第一胎妊娠期糖尿病的经历，很大限度上使我在二胎期间患妊娠期糖尿病的可能性大大提升，我个人和孩子的健康很可能会面临比第一胎更大的挑战。鉴于此，我认为当务之急不是立即采取更严格的控糖行动，而是要先找到更专业和科学的指导。幸运的是，我有机会来到了北京协和医院妇产科就医，接受全国权威的产科团队、营养科团队给我专业的孕期指导。

在孕初期，产科马医生就对我的病史、现阶段身体状态做出了评估，要求我严格记录每日饮食情况、运动情况，从建档之初就执行三周产检的模式，严格检查我的饮食日志，做好孕期运动饮食习惯培养。营养科在了解我的身体成分的同时，给予了饮食上和补剂上的指导意见。饮食日记的记录不但可以让自己了解每日的饮食结构供医生参考，更重要的是养成了良好的饮食、生活习惯。在饮食记录中我不但记录了体重、血压、血糖、饮食和运动内容，还根据血糖的变化将可能的影响因素作为札记，总结日常生活可能影响血糖的因素。慢慢地我发现，人体是个神奇的机器，饮食和运动对血糖的影响仅仅是表象，情绪、休息、运动的强度和时间、饮食的顺序和搭配对身体的影响更是潜在的看不见的因素。

饮食日记

（2）饮食控制的作用

自从早孕反应结束后，在产科医生的监督下，我开始了科学严格的饮食控制和记录。坚持每日记录饮食情况。根据自身体重确保每日摄入足够的主食，肉、蛋、奶及蔬果。在饮食的选择上，主食以杂粮为主，自己制作各类杂粮食品，蔬菜多摄取绿叶蔬菜，肉蛋奶以未加工的原味食品为主，杜绝影响血糖的加工食品。拒绝外食，坚持每日清晨自制早餐和中午的工作餐。凭借着足够的自律,避免了摄入各类不健康食品。水果的选取方面,以低糖水果为主,穿插高糖水果时做到浅尝辄止,避免热带水果。奶制品选择了纯牛奶和市售的无糖纯酸奶,仔细阅读产品原料,杜绝禁忌食品。有关食品摄入的时间也严格按照营养科的要求,将日常饮食平均分配到六餐中,做到三顿正餐,三顿加餐,并且确保加餐与正餐间隔2.5～3个小时,以达到血糖平稳的目的。加餐的选择上,以奶制品、优质蛋白(如牛肉干)、干果、低糖水果、蔬菜为主,根据每日饮食的不同,适当调整加餐内容。

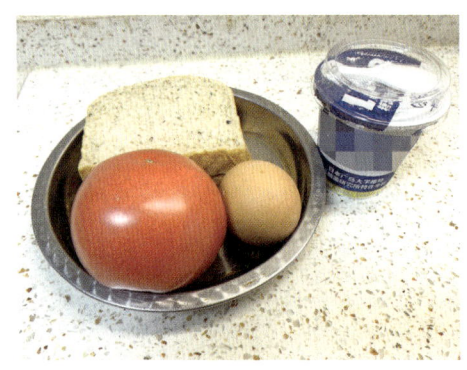

低糖早餐(自制全麦面包、番茄、鸡蛋、无糖酸奶)

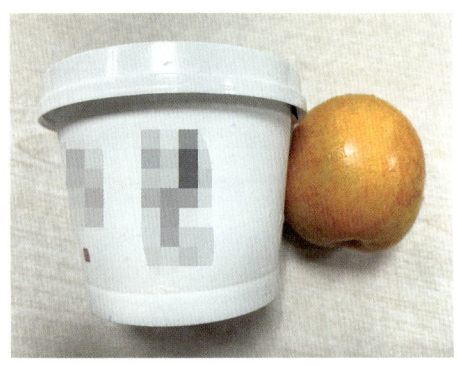

加餐(无糖酸奶、油桃)

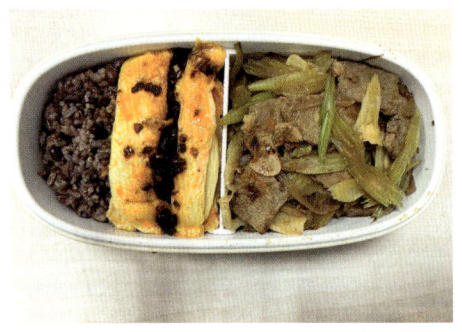

自带午餐一(杂粮饭、腐竹、牛肉、芹菜)

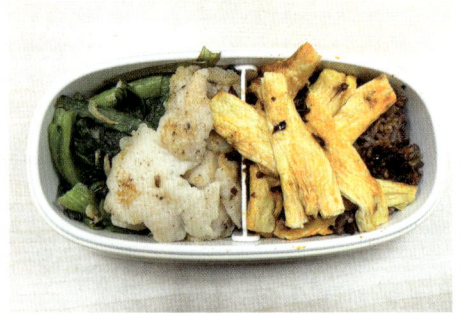

自带午餐二(杂粮饭、腐竹、龙利鱼、小白菜)

(3)运动健身的作用

怀孕 4 个月左右开始，我逐渐恢复了规律运动。鉴于身体状况，我不再选择孕前大运动量的有氧、体能及力量训练，换以舒缓、出汗的有氧操、步行、上肢小工具（哑铃）为主。根据观察，每餐结束后 10 分钟即投入锻炼降糖效果明显，因此，我尽量保证在用餐后稍事休息即开始运动。在运动时间的控制上，以 30 分钟为下限、40 分钟为上限，避免运动不足或运动过量造成血糖控制不佳的情况发生。在运动强度上，以微微出汗或中度出汗为主，遇到不适灵活改变运动方式，变为上肢力量训练为主。由于肌肉可以帮助机体消耗血糖，在日常锻炼中，注意有氧运动和肌肉力量训练穿插，在上肢、下肢运动中，注意肌肉训练，同时注意优质蛋白的补充，避免因过多有氧运动造成肌肉流失的发生。

(4)日常监测的重要性

在怀孕 5 个月左右，我开始了血糖监测。之前感觉血糖监测存在压力，担心血糖的波动影响心情。后来由于认识到只有监测和控制结合才能达到有效控糖的目的，因此决定开始持续监测血糖。日常血糖监测采用指血和动态血糖仪结合的监测方式开展。指血定时定点监测空腹、早、中、晚的餐后 2 小时血糖指标，配合饮食做好记录，了解每日的血糖水平。在此过程中，辅助定期佩戴动态血糖仪的监测。动态血糖仪由于有监测延迟的问题，并不适合监测餐后 2 小时的情况，但是根据动态血糖仪，可以一目了然地了解全天的血糖波动水平、各类饮食对血糖的影响等，甚至可以根据动态血糖仪的波动情况及时控制、调整个人运动情况以控制血糖波动。定

期佩戴动态血糖仪，了解一定阶段内的血糖波动情况，掌握整体血糖趋势对控制血糖还是很有帮助的。因此，条件允许的情况下指血辅助动态血糖仪监测，更能全面掌握、了解个人的血糖水平。另外，注意家用血糖仪的误差问题，糖耐量测试时利用自身的血糖仪校准了餐后2小时的血糖水平。每次餐后测血糖排除误差，便可大致了解血糖真实水平，这非常有助于控制血糖，合理调减饮食、运动，甚至调整心情。毕竟，孕期血糖要求较高，过高或过低的血糖水平不但影响心情，更影响自身和孩子的健康。

写在最后

更加幸运的事情发生在糖耐量测试当天，同样是24周糖耐量测试，这次不但比第一胎结果要好，甚至顺利通过了测试。拿到结果我首先是难以置信、热泪盈眶，随后又感觉在情理之中，毕竟7年自己的辛苦没有白费，医生的付出没有白费，自己从怀孕不久就开始的控糖付出更没有白费。但我也深知，糖耐量测试的通过只是阶段性成绩，毕竟高血糖的问题上我是一个有"前科"的人，一旦放松它很可能会卷土重来，让之前的努力付之东流。但同时，过分的控制又会适得其反，再次发生宝宝发育迟缓的情况，再次让我内疚懊悔，因此适度的控制、保持良好心情、健康饮食、合理运动，确保自己和孩子健康仍旧是我的首要任务。

（李喆）

附 录

产检知多少

■ 衣着

①宽松的衣袖,抽血或测量血压时方便操作;

②宽松的上衣方便测量宫高和腹围;

③下装选择比较容易穿脱的裤子或分体的裙子;

④鞋子尽可能方便穿脱,最好不要穿连裤袜;

⑤如需要做B超时最好不要穿连身衣裙。

■ 携带物品

①文件袋或手提包,方便及时收纳好病历及证件;

②食物和水,方便及时加餐,以免引起低血糖;

③糖妈妈还要带上饮食记录和血糖仪。

■ 空腹问题

①一般情况下,不建议孕妇空腹时间过长,易引发低血糖,造成母婴危险;

②大部分产检项目并不需要空腹状态下检查,如需空腹,医生一般会提前通知,孕妇也可于本次产检结束时询问下一次产检是否需要空腹前往;

③若空腹前往医院时,一定记得带上早餐或者加餐。

■ 验尿问题

①验尿前应补充水分,检验时只取中段尿;

②血糖高的妈妈还要关注酮体,一般要求空腹验尿,但空腹时间不宜过长。

孕期常见 B 超检查

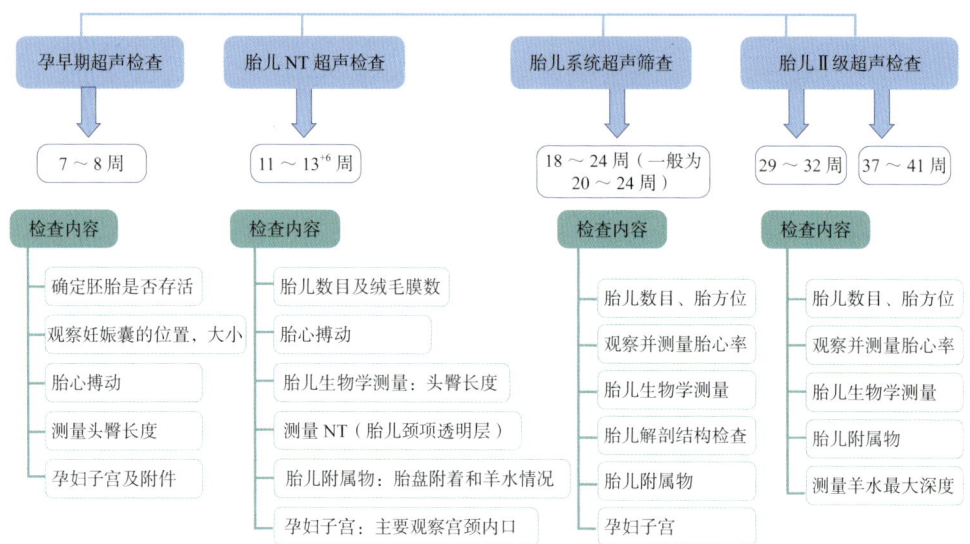

孕妇一日膳食举例（2019千卡）

餐次	食物名	原料	原料量（克）
早餐	鲜肉包	小麦粉（标准粉）	50
		猪肉（瘦）	15
		精盐	0.5
	白煮蛋	鸡蛋（平均）	60
	牛奶	牛乳（平均）	250
上午加餐	水果	苹果（平均）	100
午餐	杂粮饭	稻米（平均）	50
		小米	50
	烧带鱼	带鱼（白带鱼，刀鱼）	50
		酱油（平均）	10
		花生油	5
	鸡血菜汤	鸡血	15
		大白菜（平均）	50
		紫菜（干）	2
	清炒四季豆	四季豆（菜豆）	100
		胡麻油	8
		精盐	1.5
下午加餐	水果	草莓（洋梅，凤阳草莓）	50
	酸奶	酸奶（平均）	250

（续表）

餐次	食物名	原料	原料量（克）
晚餐	杂粮饭	燕麦片	50
		稻米（平均）	50
	虾仁豆腐	豆腐（平均）	80
		基围虾	100
		花生油	5
		精盐	1.5
	口蘑炖鸡	鸡（平均）	100
		口蘑（白蘑）	25
	清炒菠菜	菠菜（赤根菜）	150
		花生油	7
		精盐	1.5
晚加餐	猕猴桃	中华猕猴桃（毛叶猕猴桃）	50
	核桃	核桃（干）（胡桃）	25

注：能量共2019千卡，其中蛋白质106克，供能20%；碳水化合物271克，供能50%；脂肪72克，供能30%。

附 录

食物估量示例

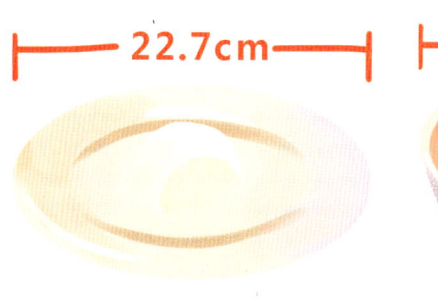

80克馒头（50克面粉）

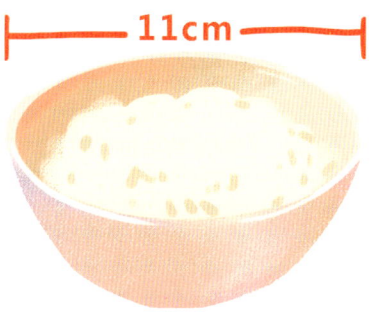

110克米饭（50克大米）

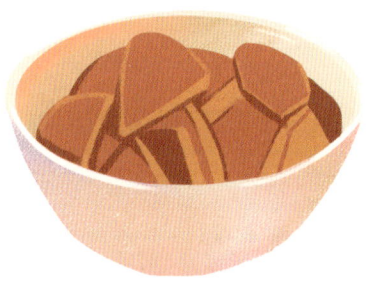

85克红薯

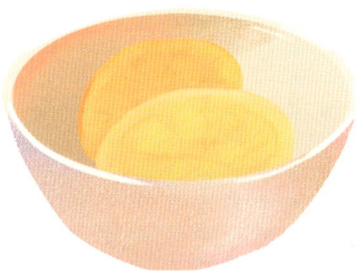

100克土豆

 妊娠期糖尿病 管理手册

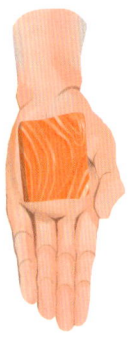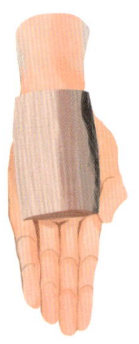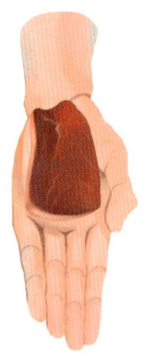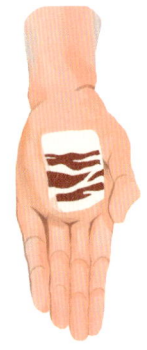

50 克三文鱼　　65 克带鱼段　　50 克瘦肉　　25 克五花肉
　　　　　　　（可食部 50 克）（脂肪 5%～10%）（脂肪 40%～58%）

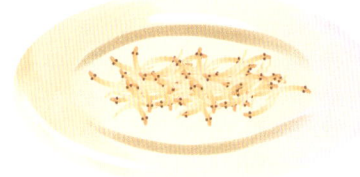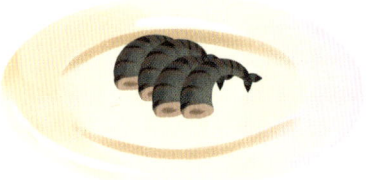

　　　50 克小银鱼　　　　　85 克草虾（可食部 50%）

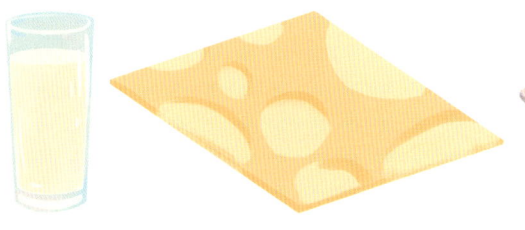

200 毫升牛奶 = 25 克奶酪 = 一份酸奶（125 毫升 ×2）

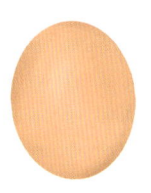

乒乓球　鸡蛋（52 克）　鸡蛋（60 克）　鸡蛋（70 克）　鸡蛋（87 克）

250

附 录

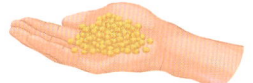 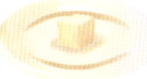 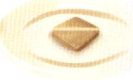 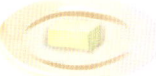

20克大豆 =60克北豆腐 =45克豆干 =150克内酯豆腐

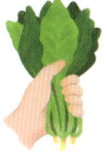 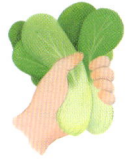 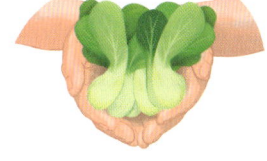 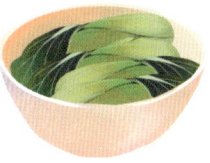

100克菠菜　　100克油菜　　100克油菜　　100克油菜(熟)
　　　　　　　2颗(手长)　　5颗(手中指长)

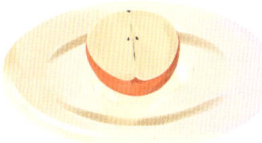 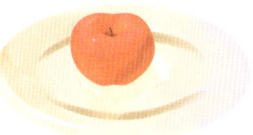

1份，135克生重　　　2份，270克生重
（100克可食部）　　（200克可食部）

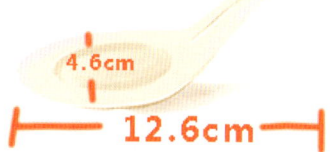

食用油10毫升，约10克

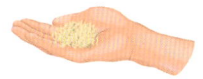 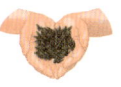 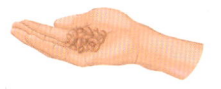 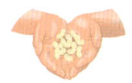

10克瓜子仁 = 24克瓜子　　2份，20克花生米 = 28克花生

膳食日记

日期_____ 空腹血糖_____ 空腹体重_____ kg

餐次		主食	蔬菜	肉蛋豆类	坚果	水果	血糖	
早餐	时间						餐后1小时	餐后2小时
					牛奶		膳食补充剂	
	油脂情况：□清淡 □较油 □很油						□钙片 □多种维生素	
	运动方式：□散步 □六步法 □____ 运动时长____ □无运动						□DHA □补血/铁药	

餐次		主食	蔬菜	肉蛋豆类	坚果	水果	血糖	
午餐	时间						餐后1小时	餐后2小时
					牛奶		膳食补充剂	
	油脂情况：□清淡 □较油 □很油						□钙片 □多种维生素	
	运动方式：□散步 □六步法 □____ 运动时长____ □无运动						□DHA □补血/铁药	

餐次		主食	蔬菜	肉蛋豆类	坚果	水果	血糖	
午加餐	时间						餐后1小时	餐后2小时
					牛奶		膳食补充剂	
	油脂情况：□清淡 □较油 □很油						□钙片 □多种维生素	
	运动方式：□散步 □六步法 □____ 运动时长____ □无运动						□DHA □补血/铁药	

附 录

（续表）

餐次		主食	蔬菜	肉蛋豆类	坚果	水果	血糖	
晚餐	时间						餐后1小时	餐后2小时
					牛奶		膳食补充剂	
	油脂情况：□清淡 □较油 □很油						□钙片　　□多种维生素	
	运动方式：□散步 □六步法 □＿＿ 运动时长 ＿＿ □无运动						□DHA　　□补血/铁药	
餐次		主食	蔬菜	肉蛋豆类	坚果	水果	血糖	
晚加餐	时间						餐后1小时	餐后2小时
					牛奶		膳食补充剂	
	油脂情况：□清淡 □较油 □很油						□钙片　　□多种维生素	
	运动方式：□散步 □六步法 □＿＿ 运动时长 ＿＿ □无运动						□DHA　　□补血/铁药	
睡眠：□良好 □欠佳 □失眠严重 情绪：□良好 □欠佳 □差								

如何在超市挑选适宜食物

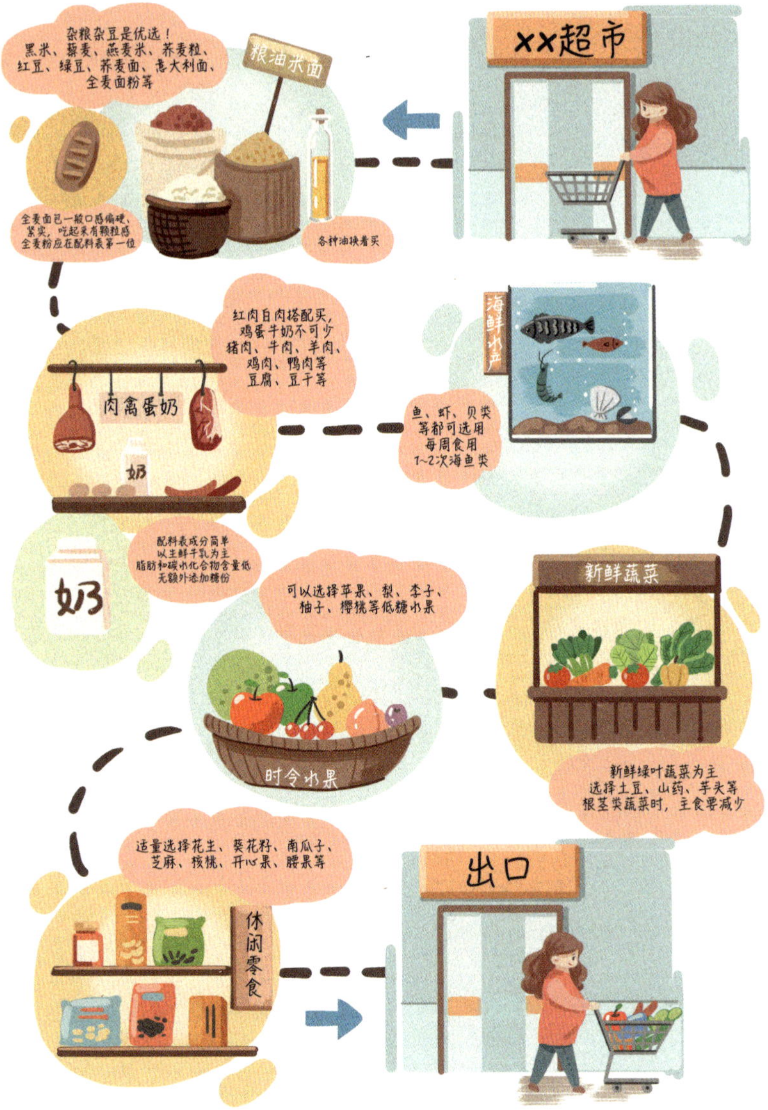

附 录

北京协和医院妊娠期糖尿病代谢异常膳食医嘱

1. 主食：_____ 克/天

- 选对主食有助血糖控制，一味少吃是不对的，进食不足会导致能量不足，影响增重。

- 杂粮饭是合适的正餐主食，蒸饭时，可采用杂豆杂米（如燕麦米、荞麦粒、苦荞米、大麦、高粱米、红米、紫米、糙米、赤小豆、绿豆）预混合后占总量的50%，另一半为大米。每50克干重的杂粮蒸煮后约重130克。

- 不宜选择各种谷物流食，如大米粥、杂米粥、疙瘩汤、杂豆豆浆等。

- 不宜选择甜食、白面包、无糖糕点、饼干、煮玉米或油炸主食。

- 以包子、饺子、馅饼、油饼、炒饭、炒面、米粉、面条等食物为主的餐食往往餐后血糖不好控制。每50克干重的面粉加工可食用后约重75克。

2. 动物性食品：_____ 克/天

- 可选择鸡脯肉、去皮禽肉、猪牛羊的里脊肉或纯瘦肉、兔肉，或鱼肉、海参。不吃肉皮、肥肉，少吃排骨及各种外卖的熟食。

- 常选动物血（每周100～300克）、动物肝脏（每周50～100克）。

- 每日一枚全蛋，可额外增加蛋清。

- 每日饮脱脂奶（无增稠剂，通常标注为糊精），或无糖酸奶。

3. 植物性食物：_____ 克/天

- 正餐以绿叶、深色蔬菜和瓜茄类蔬菜为主，每日至少500克。
- 常用豆腐、豆浆。每周2～3次蘑菇、木耳、海带等菌藻类食物。
- 土豆、白薯、山药、芋头、藕、南瓜、胡萝卜、白萝卜、洋葱等作为主菜会引起餐后血糖升高，一次不要大量食用。

4. 烹调及调味品

- 每日烹调油用量3～4汤勺（25～35克），橄榄油（或山茶油）、亚麻油、紫苏油等对血脂调节有益，推荐作为主要的食用油。
- 每日用盐3～5克，水肿时应进一步严格控制食盐、酱油用量。
- 宜采用蒸、煮、炖方法烹调。不宜采用煎炸、烘焙、油滑等方法烹调，不宜用淀粉勾芡，更不宜加糖。不宜在外就餐（如餐馆、餐厅、职工食堂等），避免进食口味厚重的食物。

5. 坚果

- 花生、葵花籽、南瓜子、西瓜子、芝麻、核桃、开心果、腰果、榛子、山核桃、长寿果等坚果，每日25克，宜作为加餐食物。避免过咸、过油或过甜的品种（如琥珀核桃仁、椒盐瓜子、糖炒栗子等）。

6. 水果

- 如血糖达标（＜6.7毫摩尔/升），可选柚子、草莓、樱桃等低糖水果100～200克作为正餐后3小时的加餐。不宜选择红枣、荔枝、杧果、桂圆、香蕉、柿子、西瓜等高糖水果。

7. 餐后活动

- 每餐后的活动是进餐的一个环节，缺乏餐后活动往往餐后血糖不好

控制。每次正餐后宜进行30分钟左右的步行（约可走2500～3000步），不宜空腹长时间运动。运动中感疲乏或宫缩频繁，应稍事休息。

8. 进餐规律

- 早餐7：00～8：00；正餐间隔5～6小时，每餐后3小时左右加餐。

9. 您的饮食安排

餐别	食物内容	用量（克）	举例
早	主食		1. 燕麦粥+牛奶+煮蛋+蔬菜沙拉（不用沙拉酱） 2. 牛肉+全麦馒头+蔬菜汤
	蛋/肉		
	奶/豆浆		
	菜		
加	菜果100克或豆浆一杯		黄瓜/番茄，黄豆豆浆
午	主食		1. 杂粮饭+里脊肉油菜香菇+芹菜豆干 2. 杂粮饭+红烧鱼+木耳虾皮圆白菜+菠菜紫菜蛋汤
	肉		
	菜		
	油		
加	主食		1. 全麦馒头+牛奶 2. 核桃2个+苹果半个
	蛋白类食物		
晚	主食		1. 杂粮饭+里脊肉油菜香菇+芹菜豆干 2. 杂粮饭+番茄茄丝+鸡丁黄瓜口蘑
	肉		
	菜		
	油		
加	菜果100克或豆浆一杯		燕麦粥+牛奶
	蛋白类食物		

北京协和医院食物交换表

每份谷薯类供蛋白质 2 克，碳水化合物 20 克，能量 90 千卡	
25 克	大米、小米、糯米、薏苡仁、高粱米、玉米碴、面粉、米粉、玉米面、混合面、燕麦片、莜麦面、荞麦面、苦荞面、各种挂面、龙须面、通心粉、绿豆、赤小豆、芸豆、干豌豆、干粉条、干莲子、油条、油饼、苏打饼干
35 克	烧饼、烙饼、馒头、咸面包、窝窝头、生面条、魔芋生面条
100 克	马铃薯
150 克	湿粉皮
200 克	鲜玉米（1 中个带棒心）
每份蔬菜类供蛋白质 5 克，碳水化合物 17 克，能量 90 千卡	
500 克	大白菜、卷心菜、油菜、韭菜、茴香、茼蒿、芹菜、苤蓝、莴苣笋、油菜薹、西葫芦、西红柿、冬瓜、苦瓜、黄瓜、茄子、丝瓜、芥蓝菜、瓢儿菜、龙须菜、绿豆芽、鲜蘑、水浸海带
400 克	白萝卜、青椒、茭白、冬笋
350 克	倭瓜、南瓜、菜花
250 克	鲜豇豆、扁豆、洋葱、蒜苗
200 克	胡萝卜
150 克	山药、荸荠、藕、凉薯
100 克	慈姑、芋头
70 克	毛豆、鲜豌豆
50 克	百合

(续表)

每份肉蛋类供蛋白质9克，脂肪6克，能量90千卡	
20克	熟火腿、香肠
25克	肥瘦猪肉
35克	熟叉烧肉（无糖）、午餐肉、熟酱牛肉、熟酱鸭、大肉肠
50克	瘦猪肉、牛肉、羊肉
70克	带骨排骨
50克	鸭肉、鸡肉、鹅肉
100克	兔肉
15克	鸡蛋粉
60克	鸡蛋（一大个，带壳）、鸭蛋、松花蛋（1大个，带壳）、鹌鹑蛋（6个，带壳）
150克	鸡蛋清
80克	带鱼、草鱼、鲤鱼、甲鱼、比目鱼、大黄鱼、鳝鱼、黑鲢、鲫鱼、对虾、青贝、鲜贝
100克	蟹肉、水浸鱿鱼
350克	水浸海参
每份大豆类供蛋白质9克，脂肪4克，碳水化合物4克，能量90千卡	
20克	腐竹
25克	大豆、大豆粉
50克	豆腐丝、豆腐干
30克	油豆腐
100克	北豆腐
150克	南豆腐（嫩豆腐）
400克	豆浆（黄豆重量1份加水重量8份磨浆）

（续表）

每份奶类供蛋白质5克，脂肪5克，碳水化合物6克，能量90千卡	
20克	奶粉
25克	脱脂奶粉、乳酪
160克	牛奶、羊奶
130克	无糖酸奶
每份水果供蛋白质1克，碳水化合物21克，能量90千卡	
150克	柿子、香蕉、鲜荔枝
200克	梨、桃子、苹果、橘子、橙子、柚子、猕猴桃、李子、杏、葡萄
300克	草莓
500克	西瓜
每份油脂类供脂肪10克，能量90千卡	
10克	花生油、香油（1汤匙）、玉米油、菜籽油（1汤匙）、豆油（1汤匙）、红花油（1汤匙）、猪油、牛油、羊油、黄油
每份坚果类供蛋白质4克，碳水化合物7克，脂肪2克，能量90千卡	
15克	核桃、杏仁、花生米
25克	葵花籽（带壳）
40克	西瓜子（带壳）

女性（18～49岁）膳食营养素参考摄入量

营养素	成人非孕女性	妊娠期	哺乳期（0～6个月）	可耐受最高摄入量（UL）
能量（EER，千卡）*	18～29岁　30～49岁 轻体力活动　1700　1700 中体力活动　2100　2050 重体力活动　2450　2400	孕早期 +0 孕中期 +250 孕晚期 +400	+400	未制订
蛋白质（RNI）	1克/（千克·日）	孕早期 +0g 孕中期 +15g 孕晚期 +30g	+25g	尚无，建议不超过RNI的2倍
碳水化合物（AMDR）	50～65% E，添加糖< 10% E	同非孕期	同非孕期	未制订
膳食纤维（AI，克/日）	25～30克	孕早期 +0 孕中期 +4 孕晚期 +4	+4	未制订
总脂肪	20～30% E（AMDR）	同非孕期	同非孕期	未制订
饱和脂肪酸	< 10% E(U-AMDR)	同非孕期	同非孕期	未制订
亚油酸	4.0% E（AI）， 2.5～9.0% E（AMDR）	同非孕期	同非孕期	未制订
α-亚麻酸	0.6% E（AI）， 0.5～2.0% E（AMDR）	同非孕期	同非孕期	未制订
EPA+DHA（AMDR，克/日）	0.25～2.0	同非孕期	同非孕期	未制订
反式脂肪酸	未制订	未制订	未制订	< 1%E

（续表）

营养素	成人非孕女性	妊娠期	哺乳期（0~6个月）	可耐受最高摄入量（UL）
维生素 A（RNI, 微克 RE/日）	660	孕早期 660 孕中期 730 孕晚期 730	1260	3000
维生素 D（RNI, 微克/日）	10	孕早期 10 孕中期 10 孕晚期 10	10	50
维生素 E（AI, 毫克 α-TE/日）	14	孕早期 14 孕中期 14 孕晚期 14	17	700
维生素 K（AI, 微克/日）	80	孕早期 80 孕中期 80 孕晚期 80	85	未制订
维生素 C（RNI, 毫克/日）	100	孕早期 100 孕中期 115 孕晚期 115	150	2000
硫胺素（RNI, 毫克/日）	1.2	孕早期 +0 孕中期 +0.2 孕晚期 +0.3	+0.3	未制订
核黄素（RNI, 毫克/日）	1.2	孕早期 +0 孕中期 +0.1 孕晚期 +0.2	+0.5	未制订
维生素 B_6（RNI, 毫克/日）	1.4	孕早期 +0.8 孕中期 +0.8 孕晚期 +0.8	+0.3	60
维生素 B_{12}（RNI, 微克/日）	2.4	孕早期 +0.5 孕中期 +0.5 孕晚期 +0.5	+0.8	未制订
泛酸（AI, 毫克/日）	5.0	孕早期 +1.0 孕中期 +1.0 孕晚期 +1.0	+2.0	未制订

（续表）

营养素	成人非孕女性	妊娠期	哺乳期（0~6个月）	可耐受最高摄入量（UL）
叶酸（AI，微克DFE/日）	400	孕早期+200 孕中期+200 孕晚期+200	+150	1000
烟酸（RNI，毫克NE/日）	12	孕早期+0 孕中期+0 孕晚期+0	+4	35
生物素（AI，微克/日）	40	孕早期+10 孕中期+10 孕晚期+10	+10	未制订
胆碱（AI，毫克/日）	380	孕早期+80 孕中期+80 孕晚期+80	+120	3000
钙（RNI，毫克/日）	800	孕早期+0 孕中期+0 孕晚期+0	+0	2000
磷（RNI，毫克/日）	18~29岁 30~49岁 330 320	同非孕期	同非孕期	3500
镁（RNI，毫克/日）	18~29岁 30~49岁 720 710	孕早期+40 孕中期+40 孕晚期+40	同非孕期	未制订
钠（AI，毫克/日）	1500	同非孕期	同非孕期	未制订
钾（AI，毫克/日）	2000	同非孕期	+400	未制订
氯（AI，毫克/日）	2300	同非孕期	同非孕期	未制订
铁（RNI，毫克/日）	18	孕早期+0 孕中期+7 孕晚期+11	+6	42

（续表）

营养素	成人非孕女性	妊娠期	哺乳期（0～6个月）	可耐受最高摄入量（UL）
碘（RNI，微克/日）	120	孕早期 +110 孕中期 +110 孕晚期 +110	+120	成人非孕女性 600 孕妇及乳母 500
锌（RNI，毫克/日）	8.5	孕早期 +2.0 孕中期 +2.0 孕晚期 +2.0	+4.5	40
硒（RNI，微克/日）	60	孕早期 +5 孕中期 +5 孕晚期 +5	+18	400
铜（RNI，毫克/日）	0.8	孕早期 +0.1 孕中期 +0.1 孕晚期 +0.1	+0.7	8
氟（AI，毫克/日）	1.5	同非孕期	同非孕期	3.5
铬（AI，微克/日）	30	孕早期 +0 孕中期 +3 孕晚期 +5	+5	未制订
锰（AI，毫克/日）	4.0	孕早期 +0 孕中期 +0 孕晚期 +0	+0.2	11
钼（AI，微克/日）	25	孕早期 +0 孕中期 +0 孕晚期 +0	+5	900

注：*体重代表值为 56 千克，能量的制订需要考虑身高、体重、年龄和体力活动的不同。%E 表示供能比。

数据来源：中国营养学会.中国居民膳食营养素参考摄入量（2023 版）[M]. 北京：人民卫生出版社，2023.

附 录

膳食营养成分知多少

中国居民膳食指南建议摄入的主要食物品类（种）*

食物类别	平均每日种类数	每周至少品种数
谷类、薯类、杂豆类	3	5
蔬菜、水果类	4	10
畜、禽、鱼、蛋类	3	5
奶、大豆、坚果类	2	5
合计	12	25

注：* 未包括油和调味品。

对备孕和孕期、哺乳期一日食物的推荐量（低至中度身体活动水平）

食物种类	建议量（克/日）			
	备孕/孕早期	孕中期	孕晚期	哺乳期
粮谷类	200～250	200～250	225～275	225～275
薯类	50	75	75	75
蔬菜类	300～500	400～500	400～500	400～500
水果类	200～300	200～300	200～350	200～350
鱼、禽、蛋、肉（含动物内脏）	130～180	150～200	175～225	175～225°
奶	300	300～500	300～500	300～500
大豆	15	20	20	25
坚果	10	10	10	10

265

(续表)

食物种类	建议量（克/日）			
	备孕/孕早期	孕中期	孕晚期	哺乳期
烹调油	25	25	25	25
加碘食盐	5	5	5	5
饮水量	1500/1700毫升	1700毫升	1700毫升	2100毫升

注：全谷物和杂豆不少于1/3；新鲜绿叶蔬菜或红黄色蔬菜占2/3以上；建议每周吃1~2次动物肝脏，总量达85克猪肝或40克鸡肝。

常见食物碳水化合物含量（克/100克可食部）

谷薯及淀粉类				豆制品（一半是膳食纤维）	
水面筋	12.3	烧饼（加糖）	62.7	腐竹	22.3
小豆粥	13.7	赤小豆	63.4	豆腐皮	18.8
玉米（鲜）	22.8	莜麦面	67.8	素大肠	13
甘薯（白心）	25.2	黑米	72.2	豆腐干（平均）	11.5
米饭（平均）	25.9	大麦	73.3	烤麸	9.3
油饼	42.4	小麦粉（标准粉）	73.6	豆腐丝	6.2
花卷	45.6	高粱米	74.7	素火腿	4.8
馒头（标准粉）	49.8	小米	75.1	素鸡	4.2
油条	51	挂面（平均）	75.6	豆腐（平均）	4.2
豆沙	52.7	马铃薯粉	77.4	豆浆	4.2
烙饼（标准粉）	52.9	稻米（平均）	77.9	杂豆类	1.0
芸豆（白）	57.2	糯米（平均）	78.3	赤小豆	63.4
面条（切面）	59.5	粉丝	83.7	扁豆	61.9

附 录

（续表）

谷薯及淀粉类				豆制品（一半是膳食纤维）	
蚕豆	61.5	粉条	84.2	蚕豆	61.5
				芸豆（白）	57.2
扁豆	61.9	藕粉	93	豆沙	52.7
				小豆粥	13.7
蔬菜				水果	
百合	38.8	苋菜（绿）	5	葡萄干	83.4
大蒜	27.6	荷兰豆	4.9	枣（鲜）	30.5
薤白	27.1	茄子（平均）	4.9	沙棘	25.5
甜菜根	23.5	芦笋	4.9	香蕉	22
菱角（老）	21.4	雪里蕻	4.7	石榴（平均）	18.7
豌豆（带荚）	21.2	红萝卜	4.6	柿子	18.5
慈姑	19.9	韭菜	4.6	桂圆	16.6
蚕豆	19.5	甘蓝	4.6	荔枝	16.6
芋头	18.1	菜花	4.6	无花果	16
藕	16.4	黄豆芽	4.5	猕猴桃	14.5
蒜薹	15.4	西兰花	4.3	桑葚（平均）	13.8
荸荠	14.2	蘑菇（鲜蘑）	4.1	苹果（平均）	13.5
山药	12.4	西红柿	4	梨（平均）	13.3
秋葵	11	韭黄	3.9	桃子（平均）	12.2
茴蒿	10.9	芹菜（白茎）	3.9	柑橘（平均）	11.9
胡萝卜（黄）	10.2	西葫芦	3.8	橙子	11.1
洋葱	9	蒜黄	3.8	菠萝	10.8
蒜苗	8	油菜	3.8	葡萄（平均）	10.3

(续表)

蔬菜				水果	
豆角（白）	7.4	大白菜	3.7	樱桃	10.2
大葱	6.5	蕹菜	3.6	柚（文旦）	9.5
冬笋	6.5	葫芦	3.5	李子	8.7
木耳（水发）	6	海带（浸）	3	杧果	8.3
豇豆	5.9	黄瓜（胡瓜）	2.9	草莓	7.1
茭白	5.9	小白菜	2.7	木瓜	7
南瓜	5.3	冬瓜	2.6	甜瓜	6.2
香菇	5.2	芥蓝	2.6	西瓜（平均）	5.8
白萝卜	5	生菜（牛俐）	2.1		

坚果和种子类				加工食品	
莲子（干）	67.2	奶糖	84.5	福建肉松	39.7
栗子（鲜）	42.2	煎饼	83.8	薯条	35.2
腰果	41.6	蛋黄酥	76.9	年糕	34.7
芝麻（白）	31.5	绿豆糕	73.4	凉面	33.3
榛子（干）	24.3	李广杏脯	72.1	灌肠	32.8
花生（炒）	23.8	饼干（平均）	71.7	橘子汁	29.6
核桃（干）	19.1	蜜三刀	70.7	热干面	28.7
松子（生）	19	京八件	67.6	蛋挞	27.3
杏仁（炒）	18.7	麦片	67.3	鸡米花	18.8
葵花籽（炒）	17.3	蛋糕（平均）	67.1	冰激凌	17.3
花生（鲜）	13	月饼（豆沙）	65.6	火腿肠	15.6
南瓜子（炒）	7.9	方便面	61.6	碳酸饮料	14.6
苹果脯	84.9	面包（平均）	58.6	上校鸡块	14.2

(续表)

奶和奶制品		加工食品			
奶片	59.3	麻花	53.4	午餐肉	12
炼乳（甜，罐头）	55.4	巧克力	53.4	凉粉	8.9
牛乳粉	49.9	焦圈	48.9	大腊肠	8.6
奶疙瘩	17.7	油条	48.4	杏仁露	8.1
酸奶（平均）	9.3	艾窝窝	43.4	大肉肠	4.6
奶酪	3.5	薯片	41.9	经典咖啡	0.6
牛乳（平均）	3.4	驴打滚	41.8		

鱼肉中的 ω-3 脂肪酸含量（克/100 克鱼肉）

淡水鱼或海鱼	鱼名	EPA	DHA
兼性	鲑（红）鱼（三文鱼）	1.30	1.70
海鱼	金枪鱼	0.63	1.70
海鱼	鲐鱼	0.65	1.10
兼性	鳟鱼	0.22	0.62
兼性	鲑（大西洋）鱼	0.18	0.61
兼性	鳗鲡（鳗鱼，河鳗）	0.20	0.47
兼性	鲈鱼	0.17	0.47
兼性	海鳗	0.13	0.29
海鱼	黄鱼（小黄花鱼）	0.09	0.24
海鱼	带鱼	0.06	0.18
海鱼	黄鱼（大黄花鱼）	0.09	0.18
海鱼	鳕鱼	0.08	0.15
海鱼	鲽鱼（比目鱼的一种）	0.11	0.11

（续表）

淡水鱼或海鱼	鱼名	EPA	DHA
海鱼	黑线鳕	0.05	0.10

饮料中咖啡因的含量

饮料		一份的量	咖啡因（毫克/份）
咖啡	煮好的咖啡	8盎司	130
	速溶咖啡	8盎司	45
	咖啡店的咖啡	16盎司	320
茶	半熟的	8盎司	30
	绿茶	8盎司	30
能量饮料		16盎司	160
可乐		12盎司	35
能量弹		2盎司	138

注：1盎司约等于30毫升。

不同能量糖尿病饮食内容及营养成分

不同能量糖尿病饮食内容（备孕期和孕早期）

能量（千卡）	交换单位（份）	谷类	蔬菜类	水果	肉蛋类	大豆类	奶类	油脂类	坚果类
1200（1259）	14.2	6	0.75	0.25	3	0.5	1.5	1.5	0.7
1400（1461）	16.5	8	0.8	0.5	3	0.5	1.5	1.5	0.7
1600（1682）	19	10	0.8	0.5	3	0.5	1.5	2	0.7
1800（1858）	21	12	0.8	0.5	3	0.5	1.5	2	0.7
2000（2079）	23.5	14	0.8	0.5	3	0.5	1.5	2.5	0.7
2200（2255）	25.5	16	0.8	0.5	3	0.5	1.5	2.5	0.7

不同能量糖尿病饮食营养成分（备孕和孕早期）

能量（千卡）	交换单位(份)	蛋白质（克）	蛋白质占总能量(%)	脂肪（克）	脂肪占总能量(%)	碳水化合物（克）	碳水化合物占总能量(%)
1200（1259）	14.2	58	18.4%	47.4	33.9%	150	47.8%
1400（1461）	16.5	62	17.0%	47.4	29.2%	190	52.1%
1600（1682）	19	66	15.8%	52.4	28.0%	230	54.8%
1800（1858）	21	70	15.1%	52.4	25.4%	270	58.2%
2000（2079）	23.5	74	14.3%	57.4	24.8%	310	59.7%
2200（2255）	25.5	78	13.9%	57.4	22.9%	350	62.1%

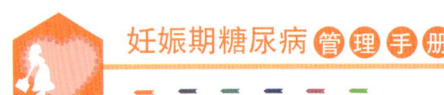

不同能量糖尿病饮食内容（孕中期）

能量（千卡）	交换单位(份)	谷类（份）	蔬菜类（份）	水果（份）	肉蛋类（份）	大豆类（份）	奶类（份）	油脂类（份）	坚果类（份）
1500（1508）	17	6	0.8	0.5	3.5	1	3	1.5	0.7
1700（1729）	19.5	8	0.8	0.5	3.5	1	3	2	0.7
1900（1905）	21.5	10	0.8	0.5	3.5	1	3	2	0.7
2100（2081）	23.5	12	0.8	0.5	3.5	1	3	2	0.7
2300（2302）	26	14	0.8	0.5	3.5	1	3	2.5	0.7
2500（2478）	28	16	0.8	0.5	3.5	1	3	2.5	0.7

不同能量糖尿病饮食营养成分（孕中期）

能量（千卡）	交换单位（份）	蛋白质（克）	蛋白质占总能量（%）	脂肪（克）	脂肪占总能量（%）	碳水化合物（克）	碳水化合物占总能量（%）
1500（1508）	17	74.8	19.8%	59.9	35.7%	167.5	44.4%
1700（1729）	19.5	78.8	18.2%	64.9	33.8%	207.5	48.0%
1900（1905）	21.5	82.8	17.4%	64.9	30.7%	247.5	52.0%
2100（2081）	23.5	86.8	16.7%	64.9	28.1%	287.5	55.3%
2300（2302）	26	90.8	15.8%	69.9	27.3%	327.5	56.9%
2500（2478）	28	94.8	15.3%	69.9	25.4%	367.5	59.3%

不同能量糖尿病饮食内容（孕晚期）

能量（千卡）	交换单位(份)	谷类（份）	蔬菜类（份）	水果（份）	肉蛋类（份）	大豆类（份）	奶类（份）	油脂类（份）	坚果类（份）
1650（1642）	18.5	6	0.8	0.5	4.5	1.5	3	1.5	0.7
1850（1863）	21	8	0.8	0.5	4.5	1.5	3	2	0.7
2050（2039）	23	10	0.8	0.5	4.5	1.5	3	2	0.7
2250（2215）	25	12	0.8	0.5	4.5	1.5	3	2	0.7
2450（2436）	27.5	14	0.8	0.5	4.5	1.5	3	2.5	0.7
2650（2612）	29.5	16	0.8	0.5	4.5	1.5	3	2.5	0.7

不同能量糖尿病饮食营养成分（孕晚期）

能量（千卡）	交换单位（份）	蛋白质（克）	蛋白质占总能量(%)	脂肪（克）	脂肪占总能量（%）	碳水化合物（克）	碳水化合物占总能量（%）
1650（1642）	18.5	88	21.5%	67.9	37.2%	170	41.3%
1850（1863）	21	92	19.8%	72.9	35.2%	210	45.0%
2050（2039）	23	96	18.9%	72.9	32.2%	250	48.9%
2250（2215）	25	100	18.1%	72.9	29.6%	290	52.3%
2450（2436）	27.5	104	17.1%	77.9	28.8%	330	54.1%
2650（2612）	29.5	108	16.6%	77.9	26.8%	370	56.6%

注：括号内为计算值。

平衡膳食模式中各类食物提供的营养素

营养素绝对值（2019千卡能量）

食物组	大豆+坚果	蛋类	谷类	菌藻类	肉类	乳制品	食用油	蔬菜	水产类	水果	调味品	合计
膳食纤维（克）	5	0	21	19	0	0	0	16	0	10	0	72
总维生素A（微克RAE）	0	16	1	0	7	16	0	45	0	1	0	86
硫胺素（毫克）	3	4	38	2	8	10	0	7	1	5	0	78
核黄素（毫克）	3	10	14	3	5	48	0	16	4	3	1	106
烟酸（毫克）	2	1	35	94	46	6	0	12	15	4	1	216
维生素C（毫克）	0	0	0	0	0	4	0	54	0	45	0	103
总维生素E（毫克）	49	7	34	16	6	6	274	27	7	21	0	446
维生素B_6（毫克）	5	1	17	7	13	7	0	14	5	2	0	72
叶酸（微克）	2	10	10	0	0	4	0	21	3	3	0	53
钙（毫克）	14	3	14	5	2	56	0	15	5	5	1	116
钾（毫克）	7	4	22	41	17	32	0	27	8	11	2	170
磷（毫克）	18	10	64	58	30	55	0	17	12	5	3	271
镁（毫克）	11	2	61	13	10	17	0	33	8	4	5	164

（续表）

食物组	大豆+坚果	蛋类	谷类	菌藻类	肉类	乳制品	食用油	蔬菜	水产类	水果	调味品	合计
钠（毫克）	0	5	1	1	9	13	0	10	7	0	169	215
铁（毫克）	6	4	35	21	19	6	2	19	4	6	3	125
硒（微克）	4	13	16	0	41	15	0	3	40	1	0	133
锌（毫克）	12	6	50	24	16	25	1	16	7	5	1	164
铜（毫克）	43	10	126	188	12	16	3	33	38	105	2	574
锰（微克）	17	0	93	35	2	3	1	25	1	13	3	192
碘（微克）	3	6	2	38	1	3	0	0	0	0	38	92
生物素（微克）	20	12	43	48	6	28	0	17	1	1	1	176
胆碱（毫克）	5	16	23	5	4	17	0	0	18	0	0	88
维生素D（微克）	0	11	0	10	0	3	0	0	53	0	0	76
维生素K（微克）	13	7	43	65	19	9	2	619	0	12	0	789

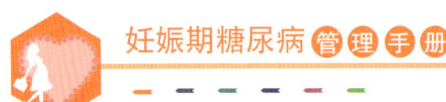

营养素占推荐摄入量或适宜摄入量的百分比（2019千卡能量）

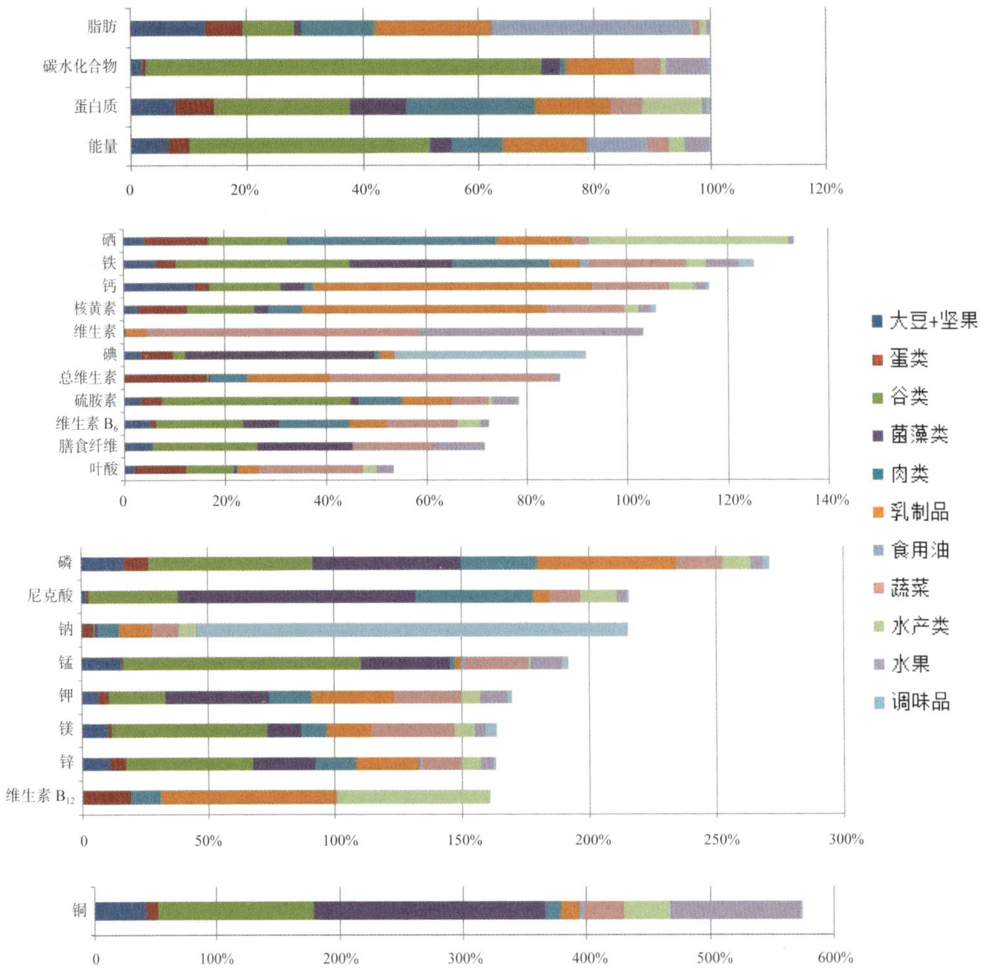

食物血糖生成指数表

碳水化合物					
序号	食物名称	GI 值	序号	食物名称	GI 值
1	葡萄糖	100	7	果糖	23
2	蜂蜜	73	8	MM巧克力	32
3	绵白糖	84	9	乳糖	46
4	胶质软糖	80	10	方糖	65
5	蔗糖	65	11	麦芽糖	105
6	巧克力	49			
谷类及制品					
12	小麦(整粒,煮)	41	21	玉米面粥	51
13	黑麦(整粒,煮)	34	22	面条(白,细,煮)	41
14	粗麦粉(蒸)	65	23	玉米糁粥	52
15	大麦(整粒,煮)	25	24	面条(硬质小麦粉,细,煮)	55
16	面条(小麦粉)	82	25	玉米饼	46
17	玉米(甜,煮)	55	26	线面条(实心,细)	35
18	面条(强化蛋白质,细,煮)	27	27	玉米片	79
19	玉米面(粗粉,煮)	68	28	通心面(管状,粗)	45
20	面条(全麦粉,细)	37	29	玉米片(高纤维)	74

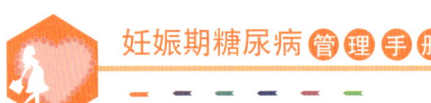

谷类及制品					
序号	食物名称	GI值	序号	食物名称	GI值
30	面条（小麦粉，硬，扁，粗）	46	49	燕麦饭（整粒）	42
31	小米（煮）	71	50	大米粥	69
32	面条（硬质小麦粉，加鸡蛋，粗）	49	51	燕麦片粥	55
33	小米粥	62	52	大米饭（籼米，糙米）	71
34	面条（硬质小麦粉，细）	55	53	及食燕麦粥	79
35	米饼	82	54	大米饭（粳米，糙米）	78
36	面条（挂面，全麦粉）	57	55	白面包	75
37	荞麦（黄）	54	56	大米饭（籼米，精米）	82
38	面条（挂面，精制小麦粉）	85	57	全麦面包	74
39	荞麦面条	59	58	大米饭（粳米，精米）	90
40	馒头（富强粉）	88	59	面包（未发酵小麦）	70
41	荞麦面馒头	67	60	黏米饭（含直链淀粉高，煮）	50
42	烙饼	80	61	印度卷饼	62
43	燕麦麸	55	62	黏米饭（含直链淀粉低，煮）	88
44	油条	75	63	薄煎饼（美式）	52
45	莜麦饭（整粒）	49	64	黑米饭	55
46	稻麸	19	65	意大利面（精制面粉）	49
47	糜子饭（整粒）	72	66	速冻米饭	87
48	米粉	54	67	意大利面（全麦）	48

附 录

(续表)

序号	食物名称	GI值	序号	食物名称	GI值
谷类及制品					
68	糯米饭	87	71	饼干（小麦片）	69
69	乌冬面	55	72	黑米粥	42
70	大米糯米粥	65			
薯类、淀粉及制品					
73	马铃薯	62	80	藕粉	33
74	马铃薯粉条	13.6	81	马铃薯（用微波炉烤）	62
75	马铃薯（煮）	66	82	苕粉	35
76	甘薯（山芋）	54	83	马铃薯（烧烤，无油脂）	85
77	马铃薯（烤）	60	84	粉丝汤（豌豆）	32
78	甘薯（红，煮）	77	85	马铃薯泥	87
79	马铃薯（蒸）	65			
豆类及制品					
86	黄豆（浸泡）	18	97	青刀豆	39
87	利马豆（加10克蔗糖）	31	98	绿豆	27
88	黄豆（罐头）	14	99	青刀豆（罐头）	45
89	利马豆（嫩，冷冻）	32	100	绿豆挂面	33
90	黄豆挂面	67	101	豌豆	42
91	鹰嘴豆	33	102	蚕豆（五香）	17
92	豆腐（炖）	32	103	黑马诺豆	46
93	鹰嘴豆（罐头）	42	104	扁豆	38
94	豆腐（冻）	22	105	黑豆汤	46
95	咖喱鹰嘴豆（罐头）	41	106	扁豆（红，小）	26
96	豆腐干	24	107	鲜青豆	<15

(续表)

豆类及制品					
序号	食物名称	GI值	序号	食物名称	GI值
108	扁豆（绿，小）	30	113	四季豆（罐头）	52
109	四季豆	27	114	利马豆（棉豆）	31
110	扁豆（红，小，罐头）	52	115	芸豆	24
111	四季豆（高压处理）	34	116	利马豆（加5克蔗糖）	30
112	小扁豆汤（罐头）	44			
蔬菜类					
117	甜菜	64	128	生菜	15
118	菜花	15	129	芋头（蒸芋芨/毛芋）	48
119	胡萝卜（金笋）	71	130	青椒	15
120	芹菜	15	131	鲜笋	15
121	南瓜（倭瓜，番瓜）	75	132	西红柿	15
122	黄瓜	15	133	鲜青豆	15
123	麝香瓜	65	134	菠菜	15
124	茄子	15	135	芦笋	15
125	山药（薯蓣）	51	136	胡萝卜（煮）	39
126	莴笋（各种类型）	15	137	绿菜花	15
127	雪魔芋	17			
水果类及制品					
138	苹果	36	143	柚子	25
139	猕猴桃	52	144	桃（罐头，含果汁）	30
140	梨	36	145	巴婆果	58
141	柑（橘子）	43	146	桃（罐头，含糖浓度低）	52
142	桃子	28	147	菠萝	66

（续表）

			水果类及制品			
序号	食物名称	GI 值	序号	食物名称	GI 值
148	桃（罐头，含糖浓度高）	58	156	樱桃	22
149	杧果	55	157	西瓜	72
150	杏干	31	158	葡萄	43
151	芭蕉（甘蕉，板蕉）	53	159	哈密瓜	70
152	杏（罐头，含淡味果汁）	64	160	葡萄干	64
153	香蕉	52	161	枣	42
154	李子	24	162	葡萄（淡黄色，小，无核）	56
155	香蕉（生）	30	163	草莓酱（果冻）	49
			种子类		
164	花生	14	165	腰果	25
			乳及乳制品		
166	牛奶	27.6	174	脱脂牛奶	32
167	克糖奶粉	47.6	175	酸乳酪（低脂，加人工甜味剂）	14
168	牛奶（加糖和巧克力）	34	176	低脂奶粉	11.9
169	酸奶（加糖）	48	177	豆奶	19
170	牛奶（加人工甜味剂和巧克力）	24	178	降糖奶粉	26
171	酸乳酪（普通）	36	179	冰激凌	51
172	全脂牛奶	27	180	老年奶粉	40
173	酸乳酪（低脂）	33	181	酸奶（水果）	41
			方便食品		
序号	食物名称	GI 值	序号	食物名称	GI 值
182	大米（即食，煮1分钟）	46	183	面包（80%～100%大麦粉）	66

(续表)

	方便食品				
序号	食物名称	GI 值	序号	食物名称	GI 值
184	大米（即食，煮6分钟）	87	205	小麦饼干	70
185	面包（黑麦粒）	50	206	白面包	88
186	小麦片	69	207	苏打饼干	72
187	面包（45%～50%燕麦麸）	47	208	面包（全麦粉）	69
188	风味燕麦片	83	209	格雷厄姆华饼干	74
189	面包（80%燕麦粒）	65	210	面包（粗面粉）	64
190	荞麦方便面	53	211	华夫饼干	76
191	面包（混合谷物）	45	212	面包（黑麦粉）	65
192	即食羹	69	213	香草华夫饼干	77
193	新月形面包	67	214	面包（小麦粉，高纤维）	68
194	营养饼	66	215	膨化薄脆饼干	81
195	棍子面包	90	216	面包（小麦粉，去面筋）	70
196	全麦维（家乐氏）	42	217	达能闲趣饼干	47
197	燕麦粗粉饼干	55	218	面包（小麦粉，含水果干）	47
198	可可米（家乐氏）	77	219	达能牛奶香脆	39
199	油酥脆饼干	64	220	面包（50%～80%碎小麦粒）	52
200	卜卜米（家乐氏）	88	221	酥皮糕点	59
201	高纤维黑麦薄脆饼干	65	222	面包（75%～80%大麦粒）	34
202	比萨饼（含乳酪）	60	223	爆玉米花	55
203	竹芋粉饼干	66	224	面包（50%大麦粒）	46
204	汉堡包	61			

附 录

（续表）

序号	食物名称	GI 值	序号	食物名称	GI 值
饮料类					
225	苹果汁	41	230	可乐饮料	40
226	橙汁（纯果汁）	50	231	菠萝汁（不加糖）	46
227	水蜜桃汁	33	232	芬达软饮料	68
228	橘子汁	57	233	柚子果汁（不加糖）	48
229	巴梨汁（罐头）	44	234	冰激凌（低脂）	50
混合膳食及其他					
235	馒头+芹菜炒鸡蛋	49	245	包子（芹菜猪肉）	39
236	米饭+炒蒜苗	58	246	西红柿汤	38
237	馒头+酱牛肉	49	247	硬质小麦粉肉馅馄饨	39
238	米饭+蒜苗+鸡蛋	68	248	牛奶蛋糊/牛奶+淀粉+糖	65
239	馒头+黄油	68	249	牛肉面	89
240	米饭+红烧猪肉	73	250	二合面窝头（玉米面+面粉）	65
241	饼+鸡蛋炒木耳	48	251	米饭+鱼	37
242	玉米粉加人造黄油（煮）	69	252	黑五类粉	58
243	饺子（三鲜）	28	253	米饭+芹菜+猪肉	57
244	猪肉炖粉条	17			